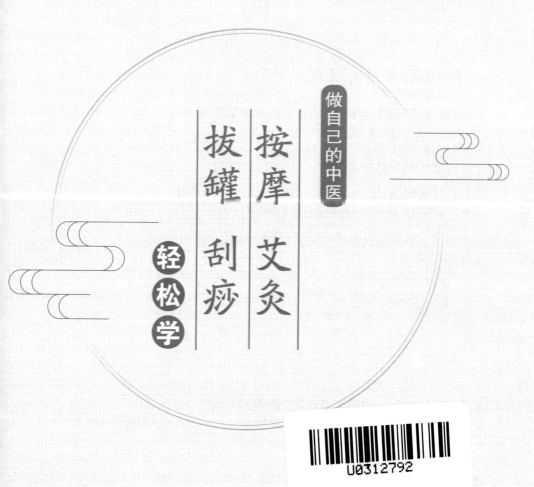

做自己的中医

按摩 艾灸 拔罐 刮痧 轻松学

黄爱强 黄新茹 ◎ 主编

U0312792

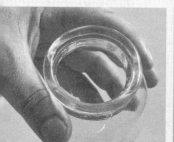
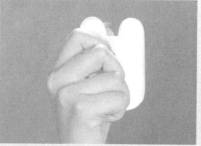
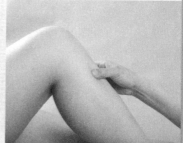

贵州科技出版社

图书在版编目（CIP）数据

按摩艾灸拔罐刮痧轻松学 / 黄爱强, 黄新茹主编
. -- 贵阳：贵州科技出版社, 2022.7
（"做自己的中医"系列丛书）
ISBN 978-7-5532-1048-3

Ⅰ. ①按… Ⅱ. ①黄… ②黄… Ⅲ. ①按摩疗法（中医
）②艾灸③拔罐疗法④刮搓疗法 Ⅳ. ①R24

中国版本图书馆CIP数据核字（2022）第070360号

做自己的中医　按摩艾灸拔罐刮痧轻松学
ZUO ZIJI DE ZHONGYI　ANMO AIJIU BAGUAN GUASHA QINGSONG XUE

出版发行	贵州科技出版社
地　　址	贵阳市中天会展城会展东路A座（邮政编码：550081）
网　　址	http://www.gzstph.com
出版人	朱文迅
经　　销	全国各地新华书店
印　　刷	水印书香（唐山）印刷有限公司
版　　次	2022 年 7 月第 1 版
印　　次	2022 年 7 月第 1 次
字　　数	320千字
印　　张	14
开　　本	710 mm × 1000 mm　1/16
书　　号	ISBN 978-7-5532-1048-3
定　　价	77.00元

天猫旗舰店：http://gzkjcbs.tmall.com

京东专营店：http://mall.jd.com/index-10293347.html

前　言

　　按摩、艾灸、拔罐、刮痧是中医学的瑰宝，是以中医的脏腑、经络学说为理论基础，结合现代医学的解剖，在人体经络腧穴或一定部位上施以特定的操作手法，用以保健、治病的方法。其有疏通经络，滑利关节，促使气血运行，调整脏腑功能，增强人体抗病能力等作用，被广泛应用于临床各科的多种病症治疗中，有着简便易行、疗效显著的特点。随着人们自我保健意识的不断增强，按摩、艾灸、拔罐、刮痧这些既可保健养生又可治疗疾病的绿色生态疗法越来越受到人们的欢迎。

　　按摩简便易行，不需要特殊医疗设备，也不受时间、地点、气候条件的限制，随时随地都可实行，且平稳可靠，易学易用。对正常人来说，其能增强人体的抗病能力，取得保健效果；对患者来说，其可使局部症状消退，又可加速恢复患部的功能，具有良好的治疗效果。

　　艾灸是使用艾绒等放置于体表腧穴或疼痛处烧灼、温熨的疗法，借灸火的温和热力及药物作用，通过经络的传导，以温通经脉、调和气血、协调阴阳、扶正祛邪，达到治疗疾病、防病保健、养生美容之目的。

拔罐以罐为工具，利用燃火、抽气等方法产生负压，使之吸附于体表，造成局部瘀血，以达到通经活络、行气活血、消肿止痛、祛风散寒等作用。

刮痧是通过特制的刮痧器具和相应的手法，运用一定的介质，在体表进行反复刮动、摩擦，使皮肤局部出现红色或暗红色粟粒状出血点等"出痧"变化，从而达到活血作用。现代科学证明，刮痧可以扩张毛细血管，增加汗腺分泌，促进血液循环。经常刮痧，可解除疲劳，增强人体免疫功能。

本书首先系统地介绍了按摩、艾灸、拔罐、刮痧的功效、使用器具、操作技巧、动作示范及注意事项等几个方面，然后以疾病为纲，精选了日常生活中常见病和亚健康状态的治疗方法，并对与其紧密相连的经络、腧穴进行清晰明了的图文解释，配以真人操作示范图。本书实用性、可操作性强，让读者一看就懂，一学就会，是现代家庭养生保健、防病治病的必备工具书。

编　者

目　录

第一章　中医治疗一点通

第二章　内科常见病治疗

第三章　五官科常见病治疗

第四章　皮肤科常见病治疗

第五章　外科常见病治疗

第六章　妇科男科常见病治疗

第七章　儿科常见病治疗

第一章

中医治疗一点通

经络腧穴一点通

中医上说，经络是运行气血、联系脏腑和体表等各部位的通道，是人体的调控系统。经络学是人体按摩、拔罐、刮痧、艾灸的基础，是中医学的重要组成部分。经络包括经脉和络脉两部分，其中纵行的干线称为经脉，由经脉分出的网罗全身各个部位的分支称为络脉。

经络主要包括十二经脉、十二经别、奇经八脉、十五络脉、十二经筋、十二皮部等。其中属于经脉方面的，以十二经脉为主；属于络脉方面的，以十五络脉为主。它们纵横交贯，遍布全身，将人体内外、脏腑、肢节联成一个有机的整体。

十四经穴为位于十二经脉和任、督二脉的腧穴，简称"经穴"。经穴因其分布在十四经脉的循行线上，所以与经脉关系密切。它不仅可以反映本经脉及其所属脏腑的病证，也可以反映与本经脉有所联系的其他经脉、脏腑之病证，同时又是针灸施治的部位。因此，腧穴不仅有治疗本经脏腑病证的作用，还可以治疗与本经相关经络脏腑之病证。

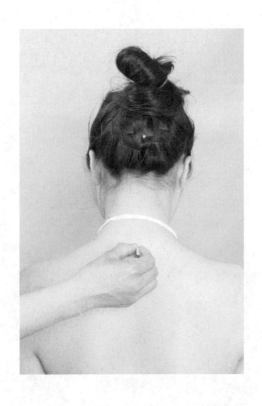

十二经脉又名十二正经，是经络系统的主体。其命名是根据其阴阳属性、所属脏腑、循行部位综合而定的。各经用其所属脏腑的名称，结合循行于手足、内外、前中后的不同部位，并依据阴阳学说，给予不同的名称。十二经脉的名称为手太阴肺经、手厥阴心包经、手少阴心经、手阳明大肠经、手少阳三焦经、手太阳小肠经、足太阴脾经、足厥阴肝经、足少阴肾经、足阳明胃经、足少阳胆经、足太阳膀胱经。

　　十二经脉通过手足、阴阳、表里的连接而逐经相传，构成一个周而复始、如环无端的传注系统。气血通过经脉即可内至脏腑，外达肌表，营运全身。其流注次序是从手太阴肺经开始，依次传至手阳明大肠经、足阳明胃经、足太阴脾经、手少阴心经、手太阳小肠经、足太阳膀胱经、足少阴肾经、手厥阴心包经、手少阳三焦经、足少阳胆经、足厥阴肝经，再回到手太阴肺经。其走向和交接规律·手三阴经从胸走手，在手指末端交手三阳经；手三阳经从手走头，在头面部交足三阳经；足三阳经从头走足，在足趾末端交足三阴经；足三阴经从足走腹，在胸腹腔交手三阴经。

　　十二经脉在体表的循行分布规律：凡属六脏（心、肝、脾、肺、肾和心包）的阴经分布于四肢的内侧和胸腹部，其中分布于上肢内侧的为手三阴经，分布于下肢内侧的为足三阴经；凡属六腑（胆、胃、大肠、小肠、膀胱和三焦）的阳经循行于四肢外侧、头面和腰背部，其中分布于上肢外侧的为手三阳经，分布于下肢外侧的为足三阳经。手、足三阳经的排列顺序："阳明"在前，"少阳"居中，"太阳"在后；手、足三阴经的排列顺序："太阴"在前，"厥阴"在中，"少阴"在后（内踝上8寸以下为"厥阴"在前，"太阴"在中，"少阴"在后）。

　　十二经脉的表里关系：手、足三阴经与手、足三阳经通过经别和别络互相沟通，组成六对"表里相合"的关系。其中，足太阳经与足少阴经为表里，足少阳经与足厥阴经为表里，足阳明经与足太阴经为表里；手太阳经与手少阴经为表里；手少阳经与手厥阴经为表里，手阳明经与手太阴经为表里。

　　任脉，行于腹面正中线，其多次与手、足三阴经及阴维脉交会，能总任一身之阴经，故称"阴脉之海"。任脉起于胞中，与女子妊娠有关，故有"任主胞胎"之说。

　　督脉，行于背部正中线，其多次与手、足三阳经及阳维脉交会，能总督一身之阳经，故称"阳脉之海"。督脉行于脊里，上行入脑，并从脊里分出属肾，故它与脑、脊髓、肾有密切联系。

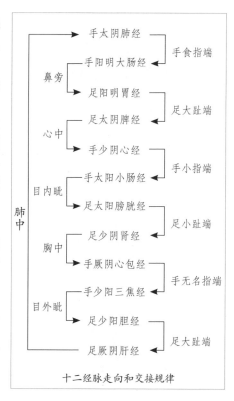

十二经脉走向和交接规律

找准穴位的方法技巧

正确取穴对艾灸、拔罐、按摩、刮痧疗效的影响很大。因此，准确地选取腧穴并定位，一直为历代医家所重视。

骨度分寸法

骨度分寸法，始见于《灵枢·骨度》，是以骨节为主要标志测量周身各部的大小、长短，并依其比例折算尺寸作为定穴标准的方法。不论男女、老少、高矮、肥瘦都是一样。如腕横纹至肘横纹作 12 寸，也就是将这段距离划成 12 等份，取穴就以它作为折算的标准。常用的骨度分寸见下图。

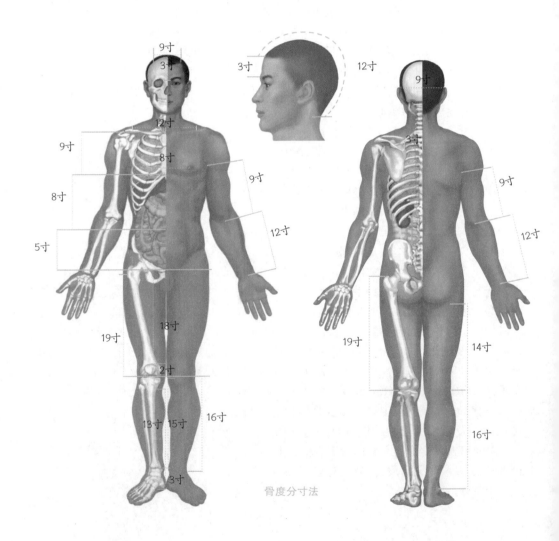

骨度分寸法

手指比量法

手指比量法是一种以患者手指为标准来定取穴位的方法。由于生长规律的缘故，人类机体的各个局部间是相互关联的。由于选取的手指不同，节段亦不同，手指比量法可分以下几种。

中指同身寸法：以患者的中指中节屈曲时内侧两端纹头之间作为 1 寸，可用于四肢部取穴的直寸和背部取穴的横寸。

拇指同身寸法：以患者拇指指关节的横度作为 1 寸，亦适用于四肢部的直寸取穴。

横指同身寸法：亦名"一夫法"，患者将食指、中指、无名指和小指并拢，以中指中节横纹处为准，四指横量作为 3 寸。

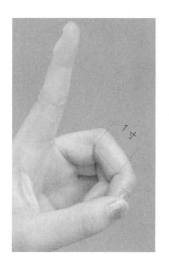 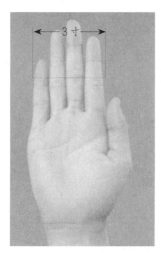 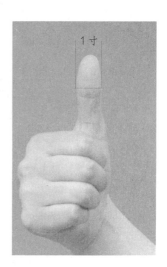

自然标志取穴法

以人体表面具有特征的部位作为标志，而定取穴位的方法称为自然标志定位法。人体的自然标志有两种。

固定标志法：是以人体表面固定不移又有明显特征的部位作为取穴标志的方法。如以人的五官、爪甲、乳头、肚脐等作为取穴的标志。

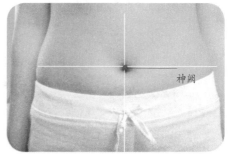

活动标志法：是依据人体某局部活动后出现的隆起、凹陷、孔隙、皱纹等作为取穴标志的方法。如曲池要屈肘取之。

按摩基本知识一点通

按摩发展的追古溯今

　　按摩是中医学的瑰宝，在我国有着悠久的历史，凝结着我国劳动人民的智慧。按摩是以我国传统的经络学说、穴位学说为基础，运用手部技法施于体表特定部位进而调节人体功能与病理状况，最终达到保健、治疗目的的健身措施。早在秦汉时期，我国第一部医学专著《黄帝内经》中就有按摩疗法的论述，且在这一时期，我国第一部按摩专著《黄帝岐伯按摩》十卷也问世了。名医扁鹊、华佗等用这种方法治疗了许多疾病。魏、晋、隋、唐时期，按摩治疗和按摩保健已十分流行，并传入了朝鲜、日本、印度和欧洲。宋、金、元时期，按摩防治的范围更为广泛，涉及内、外、妇、儿各科疾病。至明、清时期，按摩理论有了进一步的发展，尤其是用按摩治疗小儿疾病，形成了独特的体系。中华人民共和国成立后，在党的政策指导下，中医按摩得到了高度重视，开始广泛应用于临床，为人类的健康做出了贡献。目前，按摩以其简单易学、便于操作、疗效显著、费用低廉、无毒副反应等特点深受国内外各界人士的喜爱，已成为 21 世纪人们追求绿色保健、提高生活质量的有效方法。

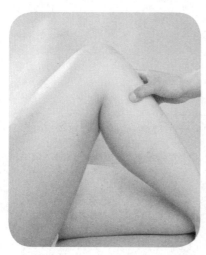 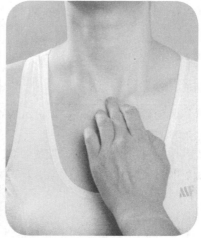

按摩的作用

疏通经络

《黄帝内经》里说："经络不通，病生于不仁，治之以按摩"，说明按摩有疏通经络的作用。如按揉足三里、推脾经可增加消化液的分泌等。从现代医学角度来看，按摩主要是通过刺激末梢神经，促进血液、淋巴循环及组织间的代谢过程，以协调各组织、器官间的功能，使机体的新陈代谢水平有所提高。

调和气血

明代养生家罗洪在《万寿仙书》里说："按摩法能疏通毛窍，能运旋荣卫。"这里的运旋荣卫，就是调和气血之意。因为按摩就是以柔软、轻和之力，循经络、按穴位，施术于人体，通过经络的传导来调节全身，借以调和营卫气血，增强机体健康。现代医学认为，按摩手法是通过将机械能转化为热能的综合作用，以提高局部组织的温度，促使毛细血管扩张，改善血液和淋巴循环，使血液黏滞性减低，降低周围血管阻力，减轻心脏负担，故其可防治心血管疾病。

提高机体免疫力

如小儿痢疾，经按摩后症状减轻或消失；小儿肺部有干、湿性啰音时，按揉小横纹、掌心横纹有效。曾有人临床研究发现，经按摩的儿童，发病率下降，身高、体重、食欲等皆高于未按摩儿童。临床实践及其他动物实验皆证明，按摩具有抗炎、退热、提高免疫力的作用，可增强人体的抗病能力。也正是由于按摩能够疏通经络，使气血通畅，保持机体的阴阳平衡，所以按摩后可感到肌肉放松、关节灵活，使人精神振奋，还可消除疲劳，对保证身体健康有重要作用。

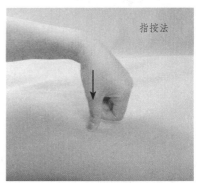

指按法

按摩的手法

按法

手法：用手指或手掌在身体某处或穴位上用力向下按压。按压的力度可浅到皮肉，可深达骨骼、关节和部分内脏处。操作时按压的力量要由轻而重，使患部有一定压迫感后，持续一段时间，再慢慢放松。也可以有节律地一按一松。（这种按压法在操作时一定要注意按压的强度与频率，不可过重、过急，应富有弹性）按法在施术时根据不同部位、不同疾病及不同治疗目的，可分为指按法、拳按法、掌按法、肘按法。此外，还有利用按摩工具按压等。

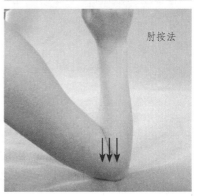

肘按法

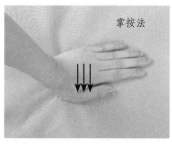

掌按法

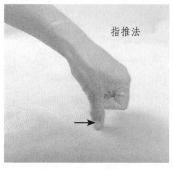

指推法

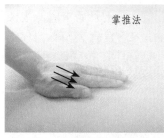

掌推法

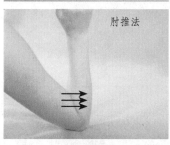

肘推法

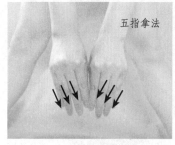

五指拿法

作用：按法是一种较强刺激的手法，有镇静止痛、开通闭塞、放松肌肉的作用。指按法适用于全身各部穴位；掌按法常用于腰背及下肢部；肘按法压力最大，多用于腰背、臀部和大腿部。

推法

手法：用指、掌、肘部等着力在人体某一个部位或穴位上，做前后、上下或左右的推动。推法在应用时所用的力量须由轻而重，根据不同部位而决定用力大小。用力大时，作用达肌肉、内脏；用力小时，作用达皮下组织。一般频率为 50 ~ 150 次 / 分，开始稍慢，逐渐加快。推法根据不同的部位和病情可分为指推法、掌推法、肘推法、拳推法。

作用：推法具有消积导滞、解痉镇痛、消瘀散结、通经理筋的作用，可提高肌肉兴奋性，促进血液循环。

拿法

手法：用拇指与食指、中指或其他手指相对，做对应钳形施力，捏住某一部位或穴位，做一收一放或持续的揉捏动作。拿法不同于捏法将力量集中于指尖上，而是用指腹和手指的整个掌面施力。使用拿法时，腕要放松灵活，要由轻到重，再由重到轻。操作拿法的同时可结合提法，提拿并用。提拿多在按摩某一肌腹时用，作用力要与肌腹相垂直，即纵行肌腹横向提拿，横行肌腹纵向提拿。此类手法强度比较大，被治疗者反应明显，一般以提拿时被治疗者感觉酸胀、微痛，放松后感觉舒展、轻快的强度进行操作。通常做定点拿、揉、提的手法，也可做移动拿、揉手法。拿法可根据不同疾病、不同部位，采用四指拿法、五指拿法和抖动拿法等。速度可快可慢，要有节奏、连续，不可忽快忽慢、忽轻忽重。

作用：拿法刺激较强，常配合其他手法用于颈项、肩部和四肢等部位，具有祛风散寒、舒筋通络、缓解痉挛、消除肌肉酸胀和精神疲劳的作用，在颈椎按摩中应用较多。

揉法

手法：用手指或手掌面在身体某个部位做回旋揉动。揉法的作用力一般不大，仅达到皮下组织，但重揉时可以作用到肌肉。频率较慢，为 50 ~ 100 次 / 分，一般是由轻到重再至轻。此种手法较温和，多在疼痛部位或强手法刺激后使用，也可在放松肌肉、解除局部痉挛时使用。操作时手指和手掌应紧贴皮肤，与皮肤之间不能移动，而皮下的组织被揉动，操作幅度可逐渐扩大。根据揉法操作部位不同，可分为指揉法、大鱼际揉法、肘揉法、掌揉法等。

作用：揉法轻柔缓和，刺激小，适用于全身各部位，具有舒筋活络、活血化瘀、消积导滞、缓解肌肉痉挛、软化瘢痕的作用。

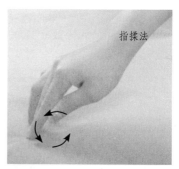

指揉法

点法

手法：用指端、屈曲之指间关节或肘尖，集中力点作用于施术部位或穴位上。操作时要求定位准确，力量深透。

作用：点法具有开通闭塞、活血止痛、解除痉挛、调整脏腑功能的作用，适用于全身各部位及穴位。

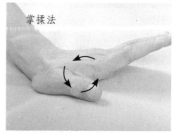

掌揉法

掐法

手法：用拇指、中指或食指在身体某个部位或穴位上，做深入并持续的掐压。掐法刺激较强，常用于穴位刺激按摩。操作时用力须由小到大，使其作用部位由浅到深。掐法用在穴位时，可有强烈的酸胀感觉，称"得气"反应。掐法也称指针法，是以指代针的意思。另有一种与掐法近似的手法，名为指切法，是用一手或两手拇指做一排排轻巧而密集的掐压，边掐边向前推进。这一手法一般用于组织肿胀时将其向前方推散，使肿胀散开。

作用：掐法可刺激穴位、疏通经脉、消肿散瘀、镇静安神、开窍等。

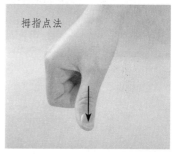

拇指点法

擦法

手法：以手掌或大鱼际、小鱼际附着在一定部位，进行直线往返摩擦。其作用力浅，仅作用于皮肤及皮下。其频率较高，达 100 ~ 200 次 / 分。皮肤反应较大，操作时皮肤发红。为防止皮肤受损，操作时可多用介质润滑。此法可单手操作，根据不同的部位有指擦法和掌擦法两种方法可选。

作用：擦法的主要作用是益气养血、活血通络、加快血液循环、消肿止痛、祛风除湿、湿经散寒等。

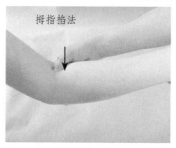

拇指掐法

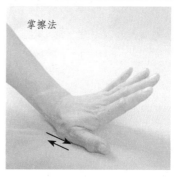

掌擦法

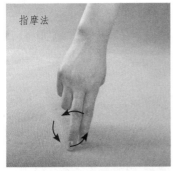
指摩法

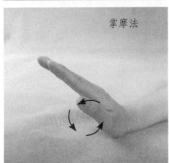
掌摩法

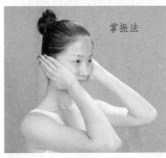
掌振法

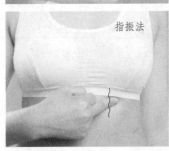
指振法

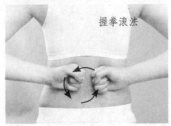
握拳滚法

摩法

手法：用手指或手掌在身体某一部位或穴位皮肤表面上，做顺、逆时针方向的回旋摩动。操作时指或掌不要紧贴皮肤，作用力温和而浅，仅达皮肤与皮下。摩法的频率根据患者病情的需要而定，一般慢的为30～60次/分，快的为100～200次/分。此法多用单手摩，也可用双手摩。常用在按摩的开始，或疼痛较剧烈的部位，或用在强手法按摩后，使肌肉放松。摩法的转动方向一般为顺时针方向。摩法根据不同部位有指摩法、掌摩法、掌根摩法3种方法可选。

作用：摩法的主要作用是疏气活血、消肿止痛、消积导滞、健脾和胃、调补脏腑、增强皮肤弹性等。

振法

手法：操作时主要依靠前臂和手的肌肉持续用劲发力，使力量集中于指端或手掌，形成震动力，使按摩部位随之发生震颤。操作时要着力实而频率快，使其有向深部渗透的感觉。有些部位的穴位，用手振比较累，可以使用电振器做治疗。一般先做头、面部的电动按摩器治疗。通常每个穴位可做1分钟左右。振法可单手操作，也可用双手重叠操作。根据治疗部位不同可分为指振法、掌振法、电振法3种。

作用：振法主要作用是放松肌肉、调节神经、解痉止痛、消除疲劳等。

滚法

手法：由腕关节的屈伸运动和前臂的旋转运动带动空拳滚动，常用在颈椎按摩中，分为侧掌滚法、握拳滚法两种。

侧掌滚法：肩、肘、腕关节自然放松，以小指掌指关节背侧为着力点，吸定于治疗部位，不应拖动和跳跃，保持一定的压力、频率和摆动幅度。

握拳滚法：手握空拳，用食指、中指、无名指、小指四指的近侧指间关节突出部分着力，附着于体表一定部位，腕部放松，通过腕关节做均匀的屈伸和前臂的前后往返摆动，使拳做小幅度地来回滚动，滚动幅度应控制在60°左右。

作用：滚法压力较大，接触面较广，适用于肩背、腰部及四肢等肌肉丰厚部位，具有舒筋活血、缓解肌肉和韧带痉挛、增加肌筋活力、促进血液循环、消除肌肉疲劳的作用。

摇法

手法：以关节为轴心，使肢体做被动的环转活动。适用于颈、肩、肘、腕、掌指关节、指间关节、髋关节、膝关节、踝关节等，动作要缓和，用力沉稳，摇动方向及幅度须在生理范围内，由小到大。

作用：摇法常用于颈项、腰部及四肢关节，具有滑利关节、松解粘连、整复错位的作用。

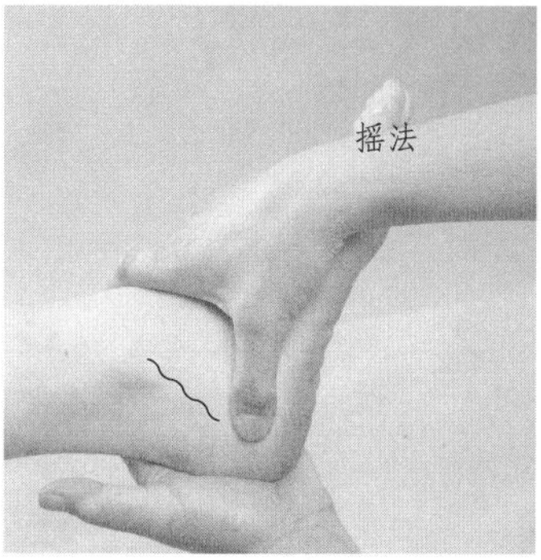

抹法

手法：用手指或手掌平按于按摩部位后，以均衡的压力抹向一边的一种手法。其作用力可浅在皮肤，深在肌肉，且其强度不大，作用柔和。一般常用双手同时操作，也可单手操作。根据不同的部位有指抹法、掌抹法、理筋法 3 种方法可选。抹法不同于推法，它的着力一般较推法重。推法是单方向的移动，抹法则可根据不同的治疗位置任意往返移动。抹法的频率较推法慢。

作用：抹法具有开窍镇静、清醒头目、行气散血的作用。常用于头部、颈项部，适用于颈椎病引起的头痛、头晕等症。

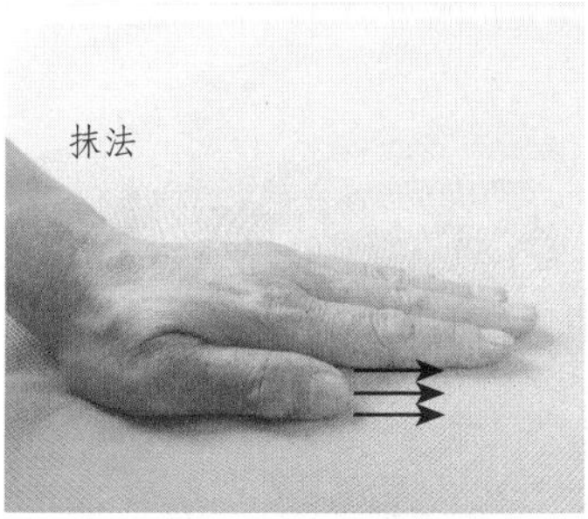

搓法

手法：用双手在肢体上相对用力进行搓动的一种手法。其作用力可达肌肉、肌腱、筋膜、骨骼、关节囊、韧带等。强度小时感觉肌肉轻松，强度大时则有明显的酸胀感。频率一般为 30 ~ 50 次 / 分，搓动速度开始时由慢而快，结束时由快而慢。搓法有掌搓法和侧掌搓法两种。

作用：搓法可疏散经络、调和气血、通利关节、松弛肌肉、消除疲劳等。

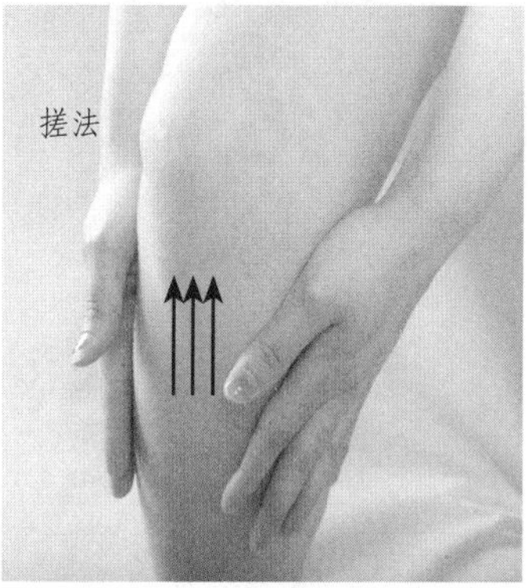

拍捶法

手法：用手指或手掌轻巧地拍打身体某一部位的方法，叫拍法；用空心拳或拳侧面捶击身体某部位的方法为捶法。拍法作用力较轻，多用于胸廓、背部及表浅的关节部位；捶法作用力较重，可达肌肉、关节与骨骼。捶法轻而缓慢的操作可使筋骨舒

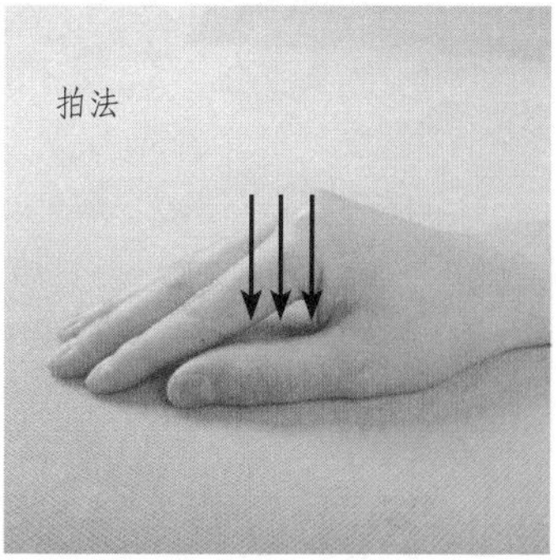

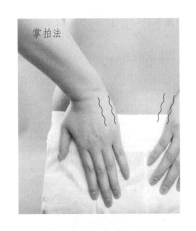

掌拍法

展；重而快速的捶击可使肌肉兴奋。不论拍、捶，在操作时要以腕发力，由轻而重，由慢而快，或一阵快、一阵慢交替操作。动作要协调、灵活，着力要有弹性。可单手操作，也可双手操作。根据病变部位不同而分别选用拍、捶的治疗方法。拍法可分为指拍法、指背拍法和掌拍法。捶法可分为直拳捶法、卧拳捶法和侧拳锤法。

作用：拍捶法的主要作用是行气活血、放松肌肉、祛风散寒、消除肌肉疲劳、缓解局部酸胀，适用于肩背、腰臀及下肢部。

梳头栉发

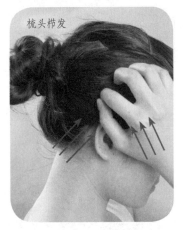

梳头栉发

手法：双手十指弯曲，从前至后做梳头动作。动作轻快，适用于头部。

作用：梳头栉发可清头明目、醒神止眩、行气活血、通络止痛等。

击法

手法：用拳背、掌根、掌侧小鱼际、指尖或器具（如木棒）叩击体表。用力快速、短暂、垂直向下，速度均匀而有节奏。

作用：击法具有调和气血、安神醒脑、消除疲劳的作用。拳击法常用于腰背部，掌击法常用于头顶、腰臀及四肢部，侧击法常用于腰背及四肢部，指尖击法常用于头面、胸腹部，棒击法常用于头顶、腰背及四肢部。

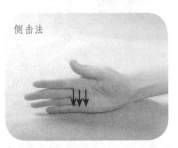

侧击法

按摩手法的要求

持久：指操作手法要按规定的技术要求和操作规范持续作用，保持动作和力量的连贯性，并维持一定时间，以使手法的刺激积累而能产生良好的作用。

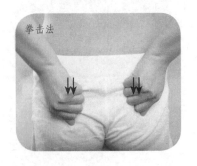

拳击法

有力：指手法刺激必须具有一定的力度。所谓的"力"不是指单纯的力量，而是一种功力或技巧力，而且这种力也不是固定不变的，而是要根据对象、部位、手法性质以及季节变化而变化。

均匀：指手法动作的幅度、速度和力量必须保持一致，既平稳又有节奏。

柔和：指动作要稳、柔、灵活，用力要缓和，力度要适宜，使手法轻而不浮、重而不滞。

渗透：指手法作用于体表，其刺激能透达至深层的筋脉、骨肉甚至脏腑。应该指出的是持久、有力、均匀、柔和、渗透这五方面是相辅相成、密切相关的。持续运用的手法逐渐降低肌肉的张力，使手法功力能够逐渐渗透到组织深部，均匀协调的动作使手法更趋柔和，而力量与技巧的完美结合则使手法既有力又柔和，达到"刚柔相济"的境界，只有这样，才能使手法具有良好的"渗透"作用。

按摩强度

根据患者的症状、体征、治疗部位以及耐受能力，选择适宜的按摩手法和按摩强度。

按摩开始时的手法需轻而柔和，逐渐增加到一定的强度，并维持一段时间后，再逐渐减轻强度。

拔罐基本知识一点通

拔罐的渊源

"拔火罐"是我国民间流传很久的一种独特的治病方法，俗称"拔罐子""吸筒"，在《本草纲目拾遗》中叫作"火罐气"，《外科正宗》中又叫"拔筒法"。本法古代多用于外科痈肿。起初并不是使罐，而是用磨有小孔的牛角筒，罩在患部排吸脓血，所以一些古籍中又取名为"角法"。成书于西汉时期的帛书《五十二病方》中就有关于"角法"的记载，这表明我国医家在公元前6—公元前2世纪，已经采用拔罐这一治疗方法。

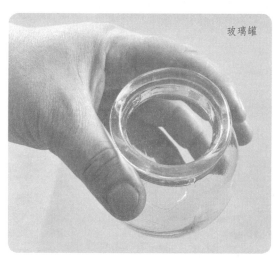
玻璃罐

到了现代，拔罐已越出中医外科外治法的边界，取得突破性进展，治病范围已经普遍应用于内、外、妇、儿、五官等各科病症。既治疗急性病症，诸如急性阑尾炎、胆绞痛、急性扁桃体炎、急性腰扭伤、带状疱疹等，也用于治疗某些为现代西医所束手的疑难病症，如银屑病、红斑性肢痛症、遗尿等。拔罐工具除传统的拔罐器具外，已创制出诸多新的用具，诸如玻璃罐、橡皮罐、塑料罐及穴位吸引器等。拔罐操作方法多种多样，如以吸拔的排气法分类，有利用火力排去空气的火罐法，包括闪火法、投火法、架火法、滴酒法等；有利用煮水排去空气的水罐法；有利用注射器或其他方法抽去空气的抽气罐法。如以吸拔的形式分类，又有单罐、排罐、闪罐、走罐之别。近年来，拔罐与其他穴位刺激法结合运用日趋增加，如用中草药煎煮竹罐后吸拔，或在罐内预行贮盛药液吸拔的药罐；在针刺过的部位或留针处拔罐的针罐；用三棱针或皮肤针等刺破体表细小血管之后拔罐的刺络拔罐；等等。

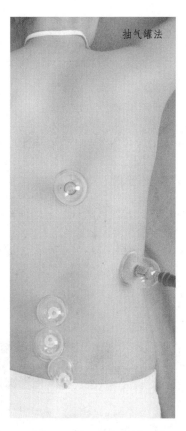

抽气罐法

俗话说"拔拔火罐，病好一半"。拔火罐为什么能治病呢？中医认为拔罐可以开泄腠理、扶正祛邪。当人体受到风、寒、暑、湿、燥、火、毒、外伤的侵袭或内伤情志，即可导致脏腑功能失调，产生病理产物，如瘀血、痰涎、水浊等，这些病理产物又是致病因子，通过经络和腧穴走窜机体，逆乱气机，滞留脏腑，瘀阻经脉，最终导致种种病症。拔罐产生的真空负压有一种较强的吸拔之力，其吸拔力作用在经络穴位上，可将毛孔吸开并使皮肤充血，使体内的病理产物从皮肤毛孔中吸出体外，从而使经络气血得以疏通，使脏腑功能得到调整，达到防治疾病的目的。

中医认为拔罐可以疏通经络，调整气血。经络有"行气血，营阴阳，濡筋骨，利关节"的生理功能，如经络不通则经气不畅，经血滞行，可出现皮、肉、筋、脉及关节失养而萎缩、不利，或血脉不荣、六腑不运等。拔罐对皮肤、毛孔、经络、穴位的吸拔作用，可以引导营卫之气始行输布，鼓动经脉气血，濡养脏腑组织器官，温煦皮毛，同时使虚衰的脏腑功能得以振奋，畅通经络，调整机体的阴阳平衡，使气血得以调整，从而达到健身祛病的目的。

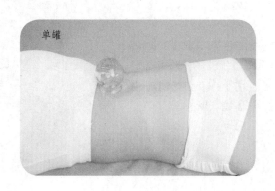

单罐

罐的种类

竹罐

　　选用直径3～5厘米，坚固无损的竹子，制成6～10厘米长的竹管，一端留节作底，另一端作罐口，用刀刮去青皮及内膜，制成形如腰鼓的圆筒。用砂纸磨光，使罐口光滑平整。口径大的，用于面积较大的腰背及臀部；口径小的，用于四肢关节部位。口久不用的竹罐，过于干燥，容易透进空气。临用前，可用温水浸泡几分钟，使竹罐质地紧密不漏空气，然后再用。竹罐的优点在于取材较容易、经济易制、轻巧而不易摔碎。缺点是容易燥裂、漏气、吸附力不大，无法观察罐内皮肤的变化。

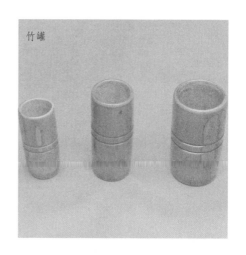

竹罐

玻璃罐

　　在陶制罐的基础上，改用玻璃加工而成的。其形如球状，罐口平滑，分大、中、小3种型号，也可用广口罐头瓶代替。优点是造型美观、清晰透明，使用时可以观察所拔部位皮肤充血、瘀血的程度，便于随时掌握情况，随时调整。缺点是导热快，易造成烫伤，容易破碎、损坏，不易携带。

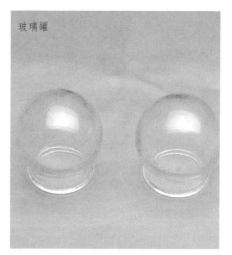

玻璃罐

抽气罐

　　用有机玻璃或透明的工程塑料制成，采用罐顶活塞来控制抽排气。抽气罐的优点是不用点火，不会烫伤，安全可靠，抽气量和吸拔力可控制；自动放气起罐不疼痛；罐体透明，便于观察吸拔部位皮肤的充血情况，便于掌握拔罐时间。抽气罐是对传统罐具改进的一大突破，是目前临床医生广泛使用的罐具，为拔罐向家庭和个人自我保健的普及和推广开辟了广阔的前景。

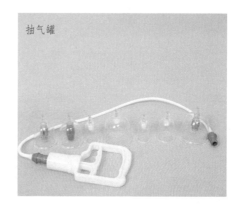

抽气罐

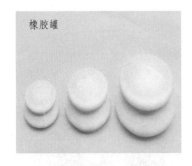

橡胶罐

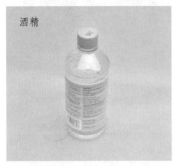

酒精

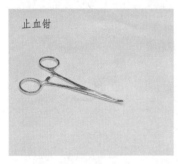

止血钳

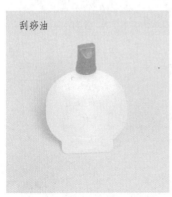

刮痧油

橡胶罐

用具有良好伸缩性能的橡胶制成。其形状因临床需要而各异。使用抽气排气法。优点是消毒便利，不破损，适用于耳、鼻、眼、头皮、腕踝部和稍凹凸不平等特殊部位。缺点是价格高，无法观察罐内皮肤的变化。

拔罐的辅助器具

燃料

采用75%～95%的酒精作为点火用的材料。可以使用酒精灯或用小口瓶装酒精，以便点火时蘸取酒精方便。

点火工具

可以用止血钳或镊子夹住棉球作为点火工具。点火蘸酒精时要注意蘸取酒精的量，以不滴为度，过多酒精容易滴在患者的身上而导致烫伤。

介质

选用能起到润滑作用的液体，常用的介质有液状石蜡、按摩乳、甘油、松节油、植物油等，既可起到润滑作用，又可以增强拔罐时的吸附力。固体介质选用质地柔软、细腻、光润的软质固体，如凡士林、面霜、板油等，既可起到润滑的作用，又可对局部皮肤起到滋润作用，以防止局部皮肤干裂。

消毒清洁用品

选择常用的消毒液，一般多作为同针灸挑刺放血配合使用时消毒局部皮肤之用，如75%的酒精或1%的新洁尔灭等。清洁用品选用棉签、棉球等。

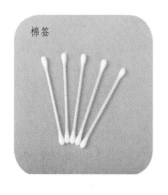
棉签

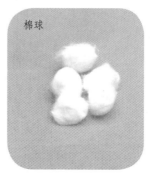
棉球

拔罐的方法

贴棉法

用1厘米左右见方的棉花一块，不用太厚，略浸酒精，贴在罐内壁上中段或底部，点燃后罩于选定的部位上，即可吸住。此法多用于侧向横拔，同样不可蘸太多酒精，以免灼伤皮肤。

闪火法

将酒精棉球点燃后，伸入罐内旋转一圈立即退出，再迅速将罐具扣在需拔穴位上。操作时要注意蘸酒精不要太多，避免火焰随酒精流溢烫伤皮肤；火焰也不宜在罐内停留时间太长，以免罐具过热而烫伤皮肤。

滴酒法

向罐内壁中部1~2滴酒精，将罐转动1周，使酒精均匀地附着于罐的内壁上（不要沾罐口），然后用火柴将酒精点燃，将罐口朝下，迅速将罐扣在选定的部位上。操作时要注意蘸酒精不要太多，避免火焰随酒精流溢烫伤皮肤。

抽气法

先将青霉素、链霉素等废瓶磨成的抽气罐紧扣在需要拔罐的部位上，用注射器从橡皮塞抽出瓶内空气，使罐内产生负压，即能吸住。或用抽气筒套在塑料杯罐活塞上，将空气抽出，即能吸住。

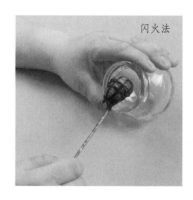
闪火法

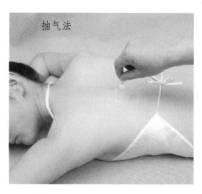
抽气法

刺络拔罐法

　　此法又称血罐法，是指刺络放血与拔罐配合应用的一种拔罐方法。行刺络拔罐法的时候需要梅花针、皮肤针或者三棱针。先用三棱针、梅花针、皮肤针等，根据病变部位的大小、疾病情况，对出血量的要求，迅速点刺患者皮肤数下或十数下，轻者皮肤出现红晕即可，中度以微出血为度，重者以点状出血为度，然后迅即拔罐并留罐，留罐15～20分钟。取罐后，用消毒棉球拭净血渍，罐内血块清洗干净。此法在临床上较常用，而且适应证广，见效快，疗效好，具有开窍泄热、活血祛瘀、清热止痛、疏经通络等功能。凡属实证、热证者，如中风、昏迷、中暑、高热、头痛、咽喉痛、目赤肿痛、睑腺炎、急性腰扭伤、痈肿、丹毒等，皆可用此法治疗。此外，对重症、顽症及病情复杂的患者也非常适用，如对各种慢性软组织损伤、神经性皮炎、皮肤瘙痒、神经衰弱、胃肠神经痛等疗效尤佳。

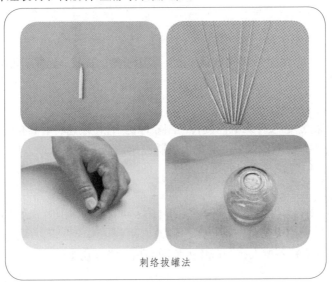

刺络拔罐法

按摩罐法

　　按摩罐法是指将按摩和拔罐相结合的一种拔罐方法。两者可先后分开进行，也可同时进行。特别在拔罐前，根据病情先循经点穴和按摩，对于疼痛剧烈的病证及软组织劳损或损伤引起疼痛的患者，治疗效果十分显著。

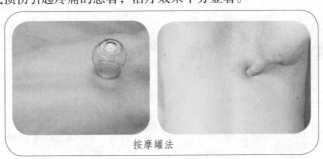

按摩罐法

刮痧罐法

　　刮痧罐法是利用一定的工具，如牛角板、木梳背、瓷调羹等，在人体某一部位的皮肤上进行刮痧，使皮肤发红充血，呈现一块红斑或一片紫红色的斑点，然后再拔罐，从而达到防治疾病目的的一种疗法。此法可作为病变范围较窄的部位的治疗方法以及走罐法或多罐法受到限制时的补充方法。

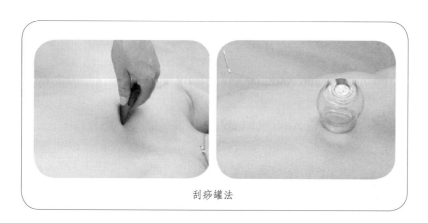

刮痧罐法

起罐的顺序及方法

　　起罐是拔罐过程的最后一步操作。起罐的顺序和方法有一定的讲究，起罐后还需对拔罐部位进行适当的处理。起罐顺序，要遵循先拔先起、先上后下的原则。这样可防止患者发生头昏脑涨、恶心呕吐等现象。如胸或背部拔多个罐时，应先起最先拔下的罐，然后以此类推。

　　起罐时，一般先用一手夹住火罐，另一手拇指或食指从罐口旁边按压一下，使气体进入罐内，即可将罐取下。若罐吸附过强时，切不可用力猛拔，以免擦伤皮肤。一般用侧法和立法：侧法用手背近小指侧着力于治疗部位，肘关节微屈，靠前臂的旋转及腕关节的屈伸，使产生的力持续地作用在治疗部位上；立法用小指、无名指、中指背侧及其掌指关节着力于治疗部位，肘关节伸直，靠前臂的旋转及腕关节的屈伸，使产生的力持续地作用在治疗部位上。

注意事项不可违

　　罐的消毒，一般采用75%的酒精棉球擦拭罐口、罐体，即可起到消毒作用。消毒后的罐可以用干棉球擦干，或者自然风干后使用。

　　点火的方法一般选用闪火法，一手拿点火棒，一手拿罐，把点火棒的酒精棉球（酒精量不能过多，防止点燃后酒精滴下）点燃，迅速伸入罐内，1～3秒后拿出，另一手将火罐轻放在需要拔罐的部位。点火时不能在罐口燃烧，以免造成罐口过烫。

　　拔罐时，一般选择丰满、有弹性的部位。对于皮肤过敏、皮肤破损、肌肉瘦削、毛发过多的部位应慎用，孕妇应慎用。

患者选择适当的体位，一般采用卧位，一经拔上火罐，不宜移动体位，以免火罐脱落。根据不同部位，选用大小合适的罐具。先在应拔部位比试，罐口与部位吻合，方可应用。

在使用多罐时，罐具排列的距离，一般不宜太近，否则皮肤被罐具牵拉，会产生疼痛，同时因罐互相牵扯，罐具也不易拔牢。在走罐时，不宜在皮肤瘦薄骨突出处推拉，以免损伤皮肤，或使火罐漏气脱落。

起罐时，手法宜轻缓，右手持罐，左手拇指或食指抵住罐边肌肉，按压一下，使气漏入，吸力消失，火罐就会自然脱落，不可使劲硬拉或旋动，以免损伤皮肤。

起罐后，一般局部会出现红晕或紫绀色，这是正常现象，一般会在1个星期内自行消退。如局部瘀血严重者，不宜在原处再次拔罐。如留罐过长，皮肤起水疱，小的不必处理，会自行吸收，但需防止擦破；大的刺破后，用干棉球擦拭，也可以涂上些消毒药水，防止感染。室内需要温暖，空气清新；拔罐时不宜吹风扇、空调，以免着凉。

拔罐的正常反应和异常反应

正常反应

无论采用何种方法将罐吸附于施治部位，由于罐内的负压吸拔作用，局部组织可隆起于罐口平面以上，患者觉得局部有牵拉发胀感，或感到发热、发紧、凉气外出、温暖、舒适等，这都是正常现象。起罐后，治疗部位出现潮红，或紫红，或紫红色疹点等，均属拔罐的治疗效应，待一至数天后，可自行恢复，无须做任何处理。出现水疱，说明体内湿气重，如果水疱内有血水，这是热湿毒的反应。水疱较小者，只需小心防止擦破，可待其自然吸收；水疱较大时，常提示病情较重，可用消毒针在水疱根部将其刺破放水，敷以消毒纱布以防感染。无消毒工具切忌自行处理，应到医院或诊所处理。

异常反应

拔罐后如果患者感到异常，如烧灼感，应立即拿掉火罐，检查患者有无烫伤，患者是否过度紧张，或术者手法是否有误，或是否火罐吸力过大等，再根据具体情况给予处理。如此处不宜再行拔罐，可另选其他部位。如在拔罐过程中，患者感觉头晕、恶心、目眩、心悸，继则面色苍白、冷汗出、四肢厥冷、血压下降、脉搏微弱，甚至突然意识丧失，出现晕厥时（晕罐），应及时取下罐具，使患者平躺，取头低脚高体位。轻者喝些开水，静卧片刻即可恢复；重者应立即送医院抢救。

刮痧基本知识一点通

刮痧以中医经络腧穴理论为指导，通过特制的刮痧器具和相应的手法，蘸取一定的介质，在体表进行反复刮动、摩擦，使皮肤局部出现红色粟粒状，或暗红色出血点等"出痧"变化，从而达到活血透痧的目的。配合针灸、拔罐、刺络放血等疗法使用时，加强刮痧活血化瘀、驱邪排毒的效果。因其简、便、廉、效的特点，临床应用广泛。

刮痧工具

牛角类刮痧板

牛角类刮痧板是民间传统最好的刮痧器具，所用的材质有水牛角、黄牛角、牦牛角、绵羊角等，其中以水牛角刮痧板使用最为广泛。水牛角味辛、咸、寒，而辛可发散行气、活血润养，咸能软坚润下，寒能清热解毒，故水牛角具有发散、行气、清热、凉血、解毒，以及活血、化瘀的作用。牛角类刮痧板忌热水长时间浸泡、火烤或电烤；刮痧后需立即把刮板擦干，涂上橄榄油，并存放于刮板套内。

玉石类刮痧板

玉性味甘、平，入肺经，功效润心肺、清肺热。据《本草纲目》介绍，玉具有清音哑、止烦渴、定虚喘、安神明、滋养五脏六腑的作用，是具有清纯之气的良药，可避秽浊之病气。玉石含有人体所需的多种微量元素，有滋阴清热、养神宁志、健身祛病的作用。玉质刮痧板有助于行气活血、疏通经络。玉石类刮痧板用完后要注意清洁，避免碰撞，避免与化学试剂接触。

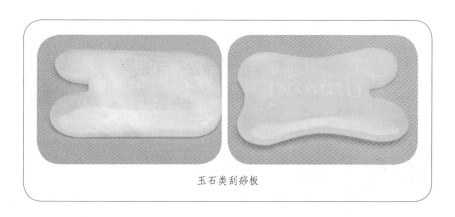

玉石类刮痧板

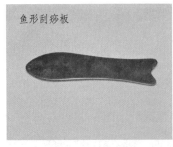
鱼形刮痧板

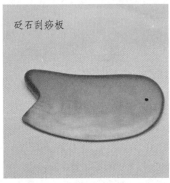
砭石刮痧板

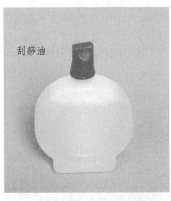
刮痧油

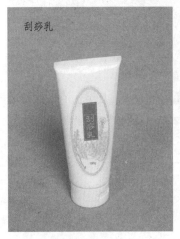
刮痧乳

砭石类刮痧板

又称砭板，是用泗滨砭石（泗滨浮石）制成的可用作刮痧的保健砭具，几乎适用于砭术十六法中的所有砭术，是所有款式砭具中用途最广泛的。其分大、中、小3种型号，大号砭石刮痧板刮痧效果尤其好。需要注意的是砭石刮痧板和刮痧板的概念不完全相同。首先，砭石刮痧板是用泗滨浮石制作，具有特殊的能量场，直接或间接触人体均可以改善人体微循环，起到活血化瘀、治疗疾病的作用；其次，由于泗滨浮石的特性，使用砭石刮痧板进行治疗时，不出痧也能达到较好疏通经络、排宣热毒的目的。因砭石可能含有有害物质，购买时需认真辨别真伪，要购买经国家权威部门检测不含有害物质的砭石。

刮痧油、刮痧乳

刮痧油是中医外用药，红棕色澄清液体，配合刮痧疗法使用。专业的刮痧油应选用具有活血化瘀、清热解毒、消炎镇痛而没有不良反应的中草药及渗透性强、润滑性好的植物油加工而成。中药有助于疏经通络、活血化瘀、排毒驱邪，而植物油有助于滋润皮肤。请勿使用其他药剂代替刮痧油，以免发生不良反应。刮痧油属于外用药，切不可内服。刮痧油中含有酒精，应避火使用和保存。

因为刮痧油涂在面部会流进眼睛或顺面颊而流至脖颈，所以面部刮痧选用特制的美容刮痧乳。美容刮痧乳渗透性及润滑性好，其中的中药成分有活血化瘀、改善面部微循环、滋养皮肤的功效。

刮痧板的持法和用法

刮痧板是刮痧使用的工具，只有正确地使用刮痧板，才能起到保健治病的作用。刮痧板分为厚面、薄面和棱角。治疗疾病时多用薄面刮拭皮肤，保健多用厚面刮拭皮肤，关节附近穴位和需要点按穴位时多用棱角刮拭。操作时要掌握好"三度一向"，促使出痧，缩短刺激时间，控制刺激强度，减少局部疼痛的感觉。

正确的持板方法是用手握着刮痧板，将刮痧板的长边横靠在手掌心部位，拇指及其他四个手指弯曲，分别握住刮痧板的两侧，刮痧时用手掌心部位施加向下的按压力。刮拭时应单方向刮，不要来回刮。身体平坦部位和凹陷部位的刮拭手法不同，持板的方法也有区别。

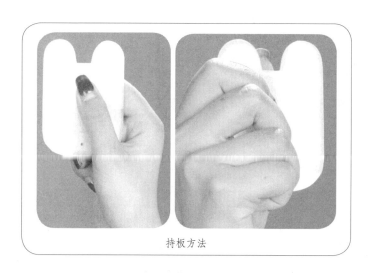

持板方法

面刮法

面刮法是刮痧最常用、最基本的刮拭方法。手持刮痧板，向刮拭的方向倾斜30°～60°，以45°角应用最为广泛。根据部位的需要，将刮痧板的1/2长边或整个长边接触皮肤，自上而下或从内到外均匀地向同一方向直线刮拭。面刮法适用于身体比较平坦部位的经络和穴位。

平刮法

操作方法与面刮法相似，只是刮痧板向刮拭的方向倾斜的角度小于15°，并且向下的渗透力比较大，刮拭速度缓慢。平刮法是诊断和刮拭疼痛区域的常用方法。

推刮法

操作方法与平刮法相似，刮痧板向刮拭的方向倾斜的角度小于45°（面部刮痧小于15°），刮拭的按压力大于平刮法，刮拭的速度慢于平刮法，每次刮拭的长度比平刮法要短。推刮法可以发现细小的阳性反应，是诊断和刮拭疼痛区域的常用方法。

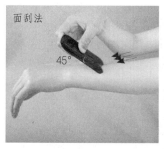

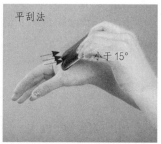

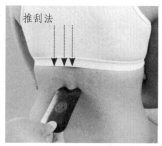

单角刮法

用刮痧板的一个角部在穴位处自上而下刮拭，刮痧板向刮拭方向倾斜45°。这种刮拭方法多用于肩部肩贞，胸部膻中、中府、云门，颈部风池。

点按法

将刮痧板角部与穴位呈90°垂直，向下按压，由轻到重，逐渐增强力度，片刻后迅速抬起，使肌肉复原，多次重复，手法连贯。这种刮拭方法适用于无骨骼的软组织处和骨骼缝隙、凹陷部位，如人中、膝眼。

厉刮法

用刮痧板角部与穴区呈90°垂直，刮痧板始终不离皮肤，并施以一定的压力，做短距离（约3厘米）长前后或左右摩擦刮拭。这种刮拭方法适用于头部全息穴区的诊断和治疗。

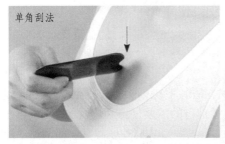

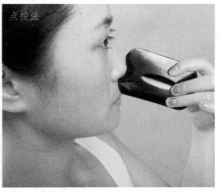

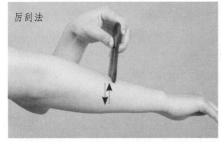

拍打法

以刮痧板板面或手掌为工具拍击需施治的穴位或部位。施术者以单手紧握刮痧板一端，以刮痧板板面为着力点在腕关节自然屈伸的带动下，一落一起有节奏地拍打。一般以腕为中心的活动带动刮痧板拍打为轻力，以肘为中心的活动带动刮痧板拍打为中力，在拍打施力时，臂部要放松，着力大小应保持均匀、适度，忌忽快忽慢。此法常用于肩背部、腰部及上下肢（如肘窝和膝窝）。

平面按揉法

用刮痧板角部的平面以小于20°按压在穴位上，做柔和、缓慢的旋转运动，刮痧板角部平面始终不离开所接触的皮肤，按揉压力应渗透至皮下组织或肌肉。这种刮拭方法常用于对脏腑有强壮作用的穴位，如合谷、足三里、内关，以及对手足、后颈、背腰部全息穴区中疼痛敏感点的诊断和治疗。

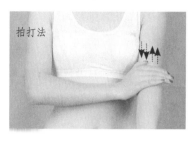

拍打法

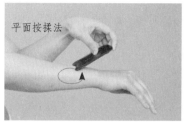

平面按揉法

垂直按揉法

将刮痧板的边缘以 90° 按压在穴区上，刮痧板始终不离开所接触的皮肤，做柔和的慢速按揉。垂直按揉法适用于骨缝部穴位以及第 2 掌骨桡侧全息穴区的诊断和治疗。

提拉法

两手各持一块刮痧板，放在面部一侧，用刮痧板整个短边接触皮肤，刮痧板向刮拭的方向倾斜，倾斜的角度为 20° ~ 30°，两块刮痧板交替从下向上刮拭，刮拭的按压力渗透到肌肉的深部，以肌肉运动带动皮肤向上提升，边提升边刮拭。向上提升的拉力和向下按压力度相等。提拉法有防止肌肤下垂、运动肌肉、促进肌肉收缩的作用。

疏理经气法

按经络走向，用刮痧板自下而上或自上而下循经刮拭，用力轻柔均匀，平稳和缓，连续不断。一次刮拭面宜长，一般从肘膝关节部位刮至指趾尖。常用于治疗刮痧结束后或保健刮痧时对经络进行整体调理，松弛肌肉，消除疲劳。

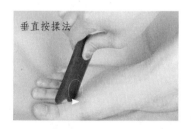

垂直按揉法

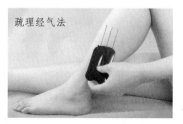

疏理经气法

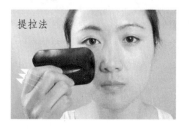

提拉法

刮拭要领及技巧

按压力要适中

刮痧时除向刮拭方向用力外，更重要的是要有对肌肤向下的按压力，因为经脉和全息穴区在人体有一定的深度，须使刮拭的作用力传导到深层组织，才有治疗作用。刮痧板作用力透及的深度应达到皮下组织或肌肉，如作用力大，可达到骨骼和内肌。刮痧最忌不使用按力，仅在皮肤表面摩擦，这种刮法，不但没有治疗效果，还会因反复摩擦，形成表皮水肿。但并不是按压力越大越好，人的体质、病情不同，治疗时按压力强度也不同。各部位的局部解剖结构不同，所能承受的压力强度也不相同，在骨骼凸起部位按压力应较其他部位适当减轻。力度大小可根据患者体质、病情及承受能力决定。正确的刮拭手法，应始终保持按压力。

速度应均匀、平稳

刮拭速度决定舒适度及对组织的刺激强度。速度越慢疼痛越轻，刮拭速度过快会增加疼痛，也不能发现阳性反应，从而无法进行阳性反应诊断，更不能使刮痧的渗透力达到病所，产生刮痧疗效。正确的刮拭手法应慢速均匀，力度平稳。这样可以减轻刮拭疼痛感，利于诊断和消除阳性反应，产生疗效。每次刮拭切忌快速，或忽快忽慢、忽轻忽重、头轻尾重和头重尾轻。

点、面、线相结合

点即指穴位，穴位是人体脏腑经络之气输注于体表的部位。面即指刮痧治疗时刮痧板边缘接触皮肤的部分，约有3厘米宽。这个面，在经络来说是其皮部；在全息穴区来说，即为其穴区。线即指经脉，是经络系统中的主干线，循行于体表并连及深部，约有1毫米宽。点、面、线相结合的刮拭方法，是在疏通经脉的同时，加强对重点穴位的刺激，并掌握一定的刮拭宽度。因为刮拭的范围在经脉皮部的范围之内，经脉线就在皮部范围之下，刮拭有一定的宽度，便于准确地包含经络。而对全息穴区的刮拭，更是需要具有一定的宽度。刮痧以疏通调整经络为主，重点穴位加强为辅。经络、穴位相比较，重在经络，刮拭时重点是找准经络，宁失其穴，不失其经。只要经络的位置准确，穴位就在其中。刮痧要始终重视经络整体疏通调节的效果。点、面、线相结合的方法是刮痧的特点，也是刮痧简便易学、疗效显著的原因之一。

刮拭长度要适宜

在刮拭经络时，应有一定的刮拭长度，一般为8～15厘米，如需要治疗的经脉较长，可分段刮拭。重点穴位的刮拭除凹陷部位外，也应有一定长度。一般以穴位为中心，上下总长度8～15厘米，在穴位处重点用力。在刮拭过程中，一般需要一个部位刮拭完毕后，再刮拭另一个部位。遇到病变反应较严重的经穴或穴区，刮拭反应较大时，为缓解疼痛，可先刮拭其他经穴处，让此处稍事休息后，再继续刮拭。

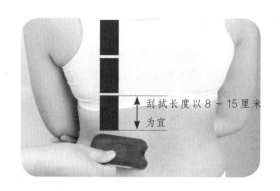

刮拭长度以 8 ~ 15 厘米
为宜

整体刮拭的顺序是自上向下，先头部、背部、腰部、胸部、腹部，后四肢。背部、腰部、胸部、腹部可根据病情决定刮拭的先后顺序。每个部位一般先刮阳经，再刮阴经，先刮拭身体左侧，再刮拭身体右侧。

时间掌控好，一般每个部位刮 3 ~ 5 分钟，最长不超过 20 分钟。还应根据患者的年龄、体质、病情、病程及刮痧的施术部位灵活掌握刮拭时间。对于一些不出痧或出痧少的患者，不可强求出痧，以其感到舒服为原则。刮痧次数一般是第一次刮完等 3 ~ 5 天，痧退后再进行第二次刮治。出痧后 1 ~ 2 天，可能感到皮肤轻度疼痛、发痒，这些反应都是正常现象。

刮痧后的人体反应

正常反应

由于个体的差异，刮痧后皮肤表面出现红、紫、黑斑或疱的现象，临床上称为"出痧"。其是一种正常刮痧反应，数天即可自行消失，无须做特殊处理。刮痧，尤其是出痧后 1 ~ 2 天出现被刮拭的皮肤部位轻度疼痛、发痒、虫行感，自感体表冒冷、热气，皮肤表面出现风疹样变化等情况，均是正常现象。

晕刮

如在刮痧过程中，患者出现头晕、目眩、心慌、出冷汗、面色苍白、四肢发冷、恶心欲吐或神昏仆倒等晕刮现象，应及时停止刮拭，迅速让患者平卧，取头低脚高体位。让患者饮用一杯温糖水，并注意保温。迅速用刮痧板刮拭患者百会（重刮）、人中（棱角轻刮）、内关（重刮）、足三里（重刮）、涌泉（重刮）。静卧片刻，即可恢复。

对于晕刮应注意预防，如初次接受刮痧治疗、精神过度紧张或身体虚弱者，应做好解释工作，消除患者对刮痧的顾虑，同时手法要轻。若饥饿、疲劳、大渴时，不要对其刮痧，应令其进食、休息、饮水后再予刮拭。施术者在刮痧过程中要精神专注，随时注意患者的神色，询问患者的感受，一旦有不适情况应及时纠正或及早采取处理措施，防患于未然。

刮痧后喝什么水利于保健养生

在家刮痧，出痧以后喝一杯温开水，最好是淡盐水或者淡糖水。人体在刮痧过程中损失了一些津液，喝淡盐水和淡糖水一方面能够补充津液；另一方面还可以加速身体的新陈代谢，促进体内废物的排出，从而加强刮痧的功效。

艾灸基本知识一点通

艾灸的渊源

艾灸能健身、防病、治病，在我国已有数千年历史。春秋时代的《诗经·采葛》载："彼采艾兮。"西汉毛亨和毛苌传释："艾所以疗疾。"战国时代孟子《离娄》曰："犹七年之病，求三年之艾也……艾之灸病陈久者益善……"可见在春秋战国时代即重视艾灸，艾灸已颇为流行。《三国志·华佗传》载："病若当艾（艾灸），不过一两处，每处不过七八壮。"（医用艾灸，灸一次谓之一壮，一壮捻成艾绒如雀屎大，谓之艾炷，艾叶越陈越好）至晋代葛洪的《肘后备急方》、唐代孙思邈的《备急千金要方》都很重视艾灸的保健防病作用。宋代以后灸的保健防病作用日益受到重视，窦林的《扁鹊心书》就是以灸法防治疾病的专著。

艾灸的适用范围十分广泛，在中国古代是主要治疗疾病的手段。用中医的话说，它有温阳补气、祛寒止痛、补虚固脱、温经通络、消瘀散结、补中益气的作用，可以广泛用于内科、外科、妇科、儿科、五官科疾病，尤其对乳腺炎、前列腺炎、肩周炎、盆腔炎、颈椎病、糖尿病等有特效。

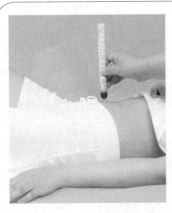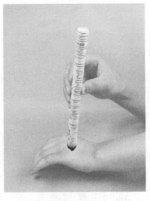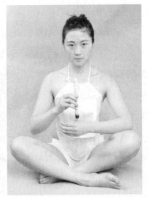

艾条悬灸

近年来，随着人们对艾灸疗效独特性的认识，艾灸重新得到了医学界重视，现代化研究的步伐也在加快。温灸，并不直接接触皮肤，而是采用艾条悬灸、艾灸器温灸和药物温灸的方式来治疗疾病和保健养生，其疗效大大提升。温灸具有使用方便，操作简单，不会烧灼皮肤产生瘢痕的特点。艾灸正逐渐进入人们的生活，踏入了现代健身保健的医学舞台，成为现代防病、治病、养生保健的一颗闪耀明星。

艾草、艾绒和艾条

艾草

又称冰台、遏草、香艾、蕲艾、艾蒿、艾、灸草、医草、黄草等。多年生草本或略成半灌木状，植株有浓烈香气。茎单生或少数，褐色或灰黄褐色，基部稍木质化，上部草质，并有少数短的分枝，叶厚纸质，上面被灰白色短柔毛，基部通常无假托叶或极小的假托叶；上部叶与苞片叶羽状半裂，头状花序椭圆形，花冠管状或高脚杯状，外面有腺点，花药狭线形，花柱与花冠近等长或略长于花冠。瘦果长卵形或长圆形。花果期9—10月。全草入药，有温经、祛湿、散寒、止血、消炎、平喘、止咳、安胎、抗过敏等作用。艾叶晒干捣碎得"艾绒"，制艾条供艾灸用。

艾绒

在艾灸中，艾绒是最主要的材料，它是由艾叶经过加工制成的。艾叶中有一些粗梗和灰尘等杂质，不利于燃烧，所以需要进行加工。古代通常是将艾叶风干后，放在石臼、石磨等加工工具中，反复进行捣捶和碾轧，然后通过反复筛除，将其中的粗梗、灰尘等杂质去掉，只剩下纯粹的艾纤维。其色泽灰白，柔软如绒，易燃而不起火焰，气味芳香，适合灸用。它的功效主要有通经络、温经止血、散寒止痛、生肌安胎、回阳救逆等。外用灸法则能灸治百病。

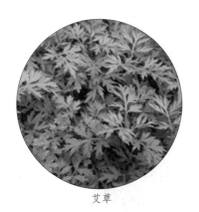
艾草

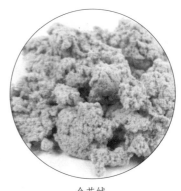
金艾绒

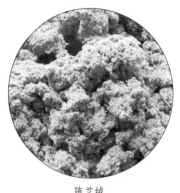
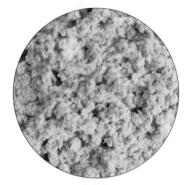

陈艾绒　　　　　　　　　　　青艾绒

艾绒分为青艾绒、陈艾绒和金艾绒3种。一般来说，用新艾施灸，火烈且有灼痛感，而用陈艾施灸，灸火温和，灸感明显，疗效好。《本草纲目》里说："凡用艾叶，须用陈久者，治令软细，谓之熟艾；若生艾，灸火则易伤人肌脉。"所以，在选用艾绒时，应该用陈艾而不用新艾。老中医会根据病因选用青艾绒或陈艾绒，金艾绒为艾绒中的极品，用途广泛，但价格贵。在家庭使用艾绒时，最好选用陈艾绒，因其艾火温和，不会造成灼伤。

艾条

艾条是用棉纸包裹艾绒制成的圆柱形长卷，直径一般在4～50毫米，最常见的直径为18毫米；长度一般在200～300毫米，最常见的长度为200毫米。长度小于80毫米的艾条，可称艾炷、艾段。按艾绒陈放年份分为陈艾条（艾绒陈放几年叫作几年陈艾条，比如经常见到的3年陈艾条、5年陈艾条）、艾条；按艾条排出的烟分为有烟艾条、无烟艾条及微烟艾条；按艾条的成分分为纯艾绒艾条、药艾条；按艾条的长短分为长条、短条、艾炷、艾坨；按艾条制成的形状分为梅花艾条、菱形艾条、艾管。

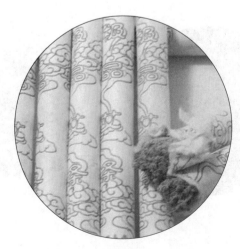

艾条

如何挑选艾条

劣质艾条会危害人们的身心健康，所以在挑选艾条时，一定要认真辨别。

一看成色：好艾条，一般采用陈艾绒精心制作，艾绒提取比例高（极品艾条艾绒提取比例是 45：1，即 45 公斤艾叶提取 1 公斤艾绒），无杂质，艾绒细腻均匀，色如黄金；劣质艾绒，粉尘冲鼻，杂质、枝杆更是占绝大部分，成分粗糙，色泽暗淡。

二捏实度：好艾条，用料十足，端口紧实细腻，密实度好，燃烧更全面，温灸更到位；劣质艾条，偷工减料，包装松散，燃烧不全面，药性不均匀。

三观艾火：好艾条是真正的纯阳之火，火力持久，渗透力强，疗效好；劣质艾条杂质多，枝梗、粉尘多，燃烧速度缓慢，火力不能直透经络，根本无法起到治疗作用。

四闻艾烟：好艾条，气味浓而不呛，艾烟淡白，还有一股清新；劣质艾条，艾的气味较淡，非常刺鼻，燃烧的杂质成分所产生的烟雾对人体健康有害。

施灸工具

艾灸盒

又叫温灸盒，是艾灸的首选器具，由于其体积小，操作简单方便，集养生防病、治病和美容养颜于一身，长期以来深受家庭养生者的青睐。使用温灸盒时，艾火的热力可以渗透肌肤，从而温通经络，行气活血，祛湿逐寒，温经止痛，平衡阴阳，促进血液循环，调整脏腑功能，促进机体新陈代谢，增强抵抗力。近年来，随着科学技术的进步，温灸盒也有了众多升级换代的产品。新科技温灸盒，无烟无痛，不怕灼伤人体，不怕污染环境，具有人体工学设计特性，佩戴便利，舒适随身，还能实现 1～8 小时任意时长灸疗，受到新生代艾灸养生人士的喜爱。

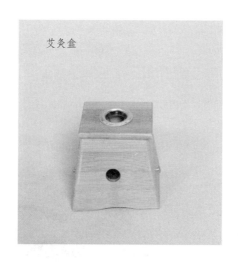

艾灸盒

艾灸罐

艾灸罐是艾灸所用器具，是艾绒、艾炷盛放的载体，把点燃的艾绒、艾炷放在艾灸罐，便可对人体施灸，因此艾灸罐是人们日常艾灸的重要器具。制作艾灸罐的材料很多，大致分为不锈钢、铜制、木制等。艾灸罐为圆柱体，直径 7 ~ 9 厘米，高 7 ~ 10 厘米。

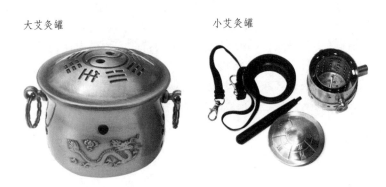

大艾灸罐　　　　　　　　　　　　　小艾灸罐

灸法的种类和操作方法

温和灸

将艾条燃着的一端与施灸处的皮肤保持 1 厘米左右距离，使患者皮肤局部温热而无灼痛。每穴灸 15 分钟左右，以皮肤出现红晕为度。对昏迷或局部知觉减退者，须随时注意局部温热程度，防止灼伤。目前有各种灸疗架，可将艾条插在上面，固定施灸。温和灸的特点是，温度较恒定和持续，对局部气血阻滞有散开的作用，主要用于病痛局部灸疗。

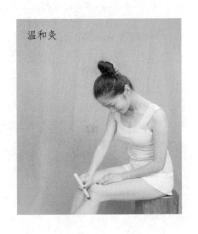

温和灸

雀啄灸

将艾条点燃的一端对准穴位，似鸟雀啄米状，一上一下地进行艾灸。多随呼吸的节奏进行雀啄。一般可灸 15 分钟左右。这种灸法的特点是温度忽凉忽温，对唤起腧穴和经络的功能有较强的作用，因此适用于灸治远端的病痛和内脏疾病。

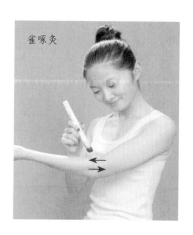

回旋灸

又称熨热灸，将艾条点燃一端接近施灸部位，距皮肤 1 厘米左右，平行往复回旋施灸。一般灸 20 ~ 30 分钟。这种灸法的特点是温度呈渐凉渐温互相转化，除对局部病痛的气血阻滞有消散作用外，还能对经络气血的运行起到促进作用，故对灸治远端的病痛有作用。

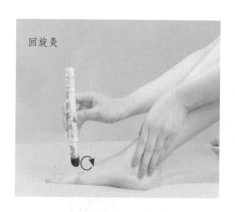

直接灸

分瘢痕灸和非瘢痕灸 2 种。瘢痕灸，在临床上又名化脓灸，属于烧灼灸法。用蚕豆大或枣核大的艾炷直接放在穴位上点燃施灸，烧灼局部组织，施灸部位往往被烧红起疱，并嘱患者服用药物，或用桃木煎水洗烧灼处，使其产生无菌性化脓现象（灸疮）。施灸前，要注意患者体位的平正和舒适，以及所灸穴位的准确性。局部消毒后，可涂上大蒜液或凡士林，以增加艾炷对皮肤的黏附力。点燃艾炷后，患者一般会因烧灼感到剧痛。为了减轻疼痛，可轻轻拍打局部，亦可用麻醉法。灸完一壮后，用纱布蘸冷开水抹净所灸穴位，再依前法灸之。灸满所需壮数后，可在灸穴上敷贴膏药，每天换 1 次。也可用桃木水洗数天后即现灸疮，停灸后 3 ~ 4 周灸疮结痂脱落，留有瘢痕。本法适用于虚寒证，实热和虚热证不宜用，头面颈项不宜用，每次用穴不宜多。如用麦粒大的艾炷烧灼穴位，痛苦较小，可连续灸 3 ~ 7 壮，灸后无须膏药敷治，称为麦粒灸，适用于气血两亏者。

非瘢痕灸属于温热灸法，点燃艾炷后，当患者感到烫时，即用镊子将艾炷夹去或压灭。连续灸 3 ~ 7 壮，局部出现红晕为止。灸后不发灸疮，无瘢痕，易为患者接受。

间接灸

间接灸是在艾炷与皮肤之间用药物制品衬隔，又称隔物灸。常用的有以下几种。

隔姜灸：将生姜切成约 2 毫米厚的片，中间以针刺数孔，置于穴位上，把艾炷放在姜片上点燃施灸。适用于风寒咳嗽、虚寒腹痛、呕吐、泄泻、风寒湿痹等寒湿阻滞者。

隔蒜灸：用独头大蒜切成 1 毫米厚的片，中间以针刺数孔，置于穴位上，把艾炷放在蒜片上点燃。每穴每次可灸 5 ~ 7 壮，隔 2 ~ 3 日 1 次。适用于痈疽未溃、瘰疬、肺痨等寒湿化热者。如用大蒜捣成泥糊状，均匀铺于脊柱（大椎至腰俞）上，约 2 毫米厚、2 厘米宽，周围用棉皮纸封固，然后将艾炷置于其上，点燃施灸，则称为铺灸法，可用治虚劳顽痹。

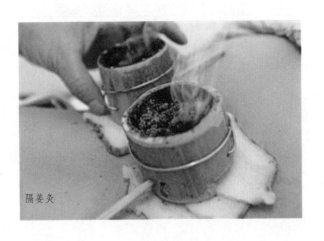

隔姜灸

隔盐灸：将干燥食盐块研细末，撒满脐窝，在盐上面放置生姜片和艾炷施灸。适用于寒证吐泻、腹痛、癃闭、四肢厥冷等寒滞气虚者。本法有回阳救逆作用。

此外，还有隔附子、隔姜灸等间接灸法。

艾灸禁忌要注意

由于艾灸以火熏灸，施灸不注意有可能引起局部皮肤烫伤，施灸的过程中会耗伤一些津液，所以有些部位或有些人是不能施灸的。古代施灸禁忌较多，有些禁忌虽然可以打破，但有些情况的确是应禁忌的。

平和心态，明确对象

施灸前要保持心情平静，大悲、大喜、大怒等情绪不稳定时不宜用，否则会使艾灸的效果大打折扣。对于极度疲劳、过饥、过饱、酒醉、大汗淋漓或妇女经期不要施灸；孕妇及小儿囟门未闭合者，不宜施灸；某些传染病患者，或高热、昏迷、抽搐期间，或身体极度衰竭、形瘦骨立等不要施灸；无自制能力的人，如精神病患者等不要施灸；有些病证必须注意施灸时间，如失眠要在临睡前施灸，不要饭前空腹时和在饭后立即施灸。

确定部位，注意程序

艾灸时，凡暴露在外的部位，如颜面部，不要直接灸，以防形成瘢痕，影响美观；皮薄、肌少、筋肉结聚处，妊娠期妇女的腰骶部、下腹部、乳头、阴部、睾丸等不要施灸。关节部位不要直接灸。大血管处、心脏部位不要灸。眼球属颜面部，也不要灸。施术者要掌握施灸的程序，如果灸的穴位多且分散，应按先上后下，先左后右，先背后腹（胸前）、先头身后四肢的顺序进行。灸法一般比较安全可靠，但需要说明的是复杂或有风险的灸法还是应在有经验的专业医师指导下进行。

正确体位，找准穴位

体位一方面要适合艾灸的需要，一方面要注意保证患者舒适、自然。要根据处方找准部位、穴位，以保证艾灸的效果。体位须摆放平直，肌肉放松，让准备施灸的穴位暴露而出，既防烫伤，又增加疗效。艾灸取穴是否正确，直接影响灸治效果，灸前必须选好体位，坐点坐灸，卧点卧灸，使体位与点相统一。若坐着点穴，躺下施灸，受骨骼、肌肉牵动变化，必影响取穴的准确性。灸肢体的穴位以正坐为主；灸胸腹部的穴位取仰卧位；灸背腰部的穴位取俯卧位。

专心致志，耐心坚持

施灸时施术者要注意思想集中，不要在施灸时分散注意力，以免艾条移动，不在穴位上，徒伤皮肉，浪费时间。养生保健灸则要长期坚持，偶尔灸是不能收到预期效果的。

把握温度，按序施灸

由于艾灸以火熏灸，施灸不注意有可能引起局部皮肤的烫伤，所以必须注意温度。对于皮肤感觉迟钝者或小儿，用食指和中指置于施灸部位两侧，以感知施灸部位的温度，做到既不致烫伤皮肤，又能收到较好的效果。初次使用灸法的患者，要注意掌握好刺激量，先少量、小剂量（如用小艾炷），或灸的时间短一些，壮数少一些，以后再加大剂量，不要一开始就大剂量进行治疗。

注意卫生，防止晕灸

化脓灸或因施灸不当、局部烫伤产生灸疮，起疮后一定不要把疮搞破，如果已经破溃感染，要及时使用消炎药。晕灸虽不多见，但是患者一旦晕灸则会出现头晕、眼花、恶心、面色苍白、心慌、出汗等，甚至发生晕倒。出现晕灸后，施术者要立即停灸，让患者躺下静卧，再加灸足三里，温和灸10分钟左右。

注意防护，安全施灸

因施灸时要暴露部分体表部位，在冬季要保暖，在夏天高温时要防中暑，同时还要注意室内温度的调节和开换气扇，及时换取新鲜空气。现代人的衣着不少是化纤、羽绒等质地的，很容易被点燃，因此，施灸时一定要注意防止落火，尤其是使用艾炷灸时更要小心，以防艾炷翻滚脱落。用艾条灸后，可将艾条点燃的一头塞入直径比艾条略大的瓶内，以利于熄灭。

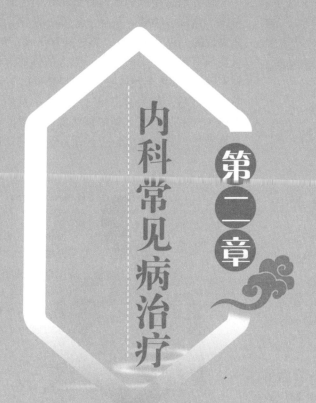

第二章 内科常见病治疗

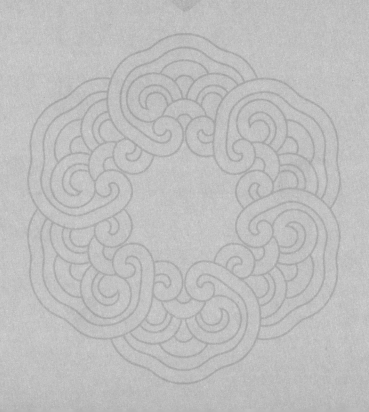
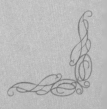

感冒

感冒是感受风邪或时行病毒，引起肺卫功能失调，出现鼻塞、流涕、喷嚏、头痛、恶寒、发热、全身不适等主要临床表现的一种外感疾病。感冒又有伤风、冒风、伤寒、冒寒、重伤风等名称。中医认为，当人的体质虚弱、生活失调、卫气不固、外邪乘虚侵入时就会引起感冒，轻者出现乏力、流涕、咳嗽等症状，称为"伤风"；重者会发烧。中医把感冒归为外感（外邪）疾病，其中包括现代医学的上呼吸道感染和流行性感冒。在相关穴位上拔罐、刮痧可祛风解表，改善感冒症状。

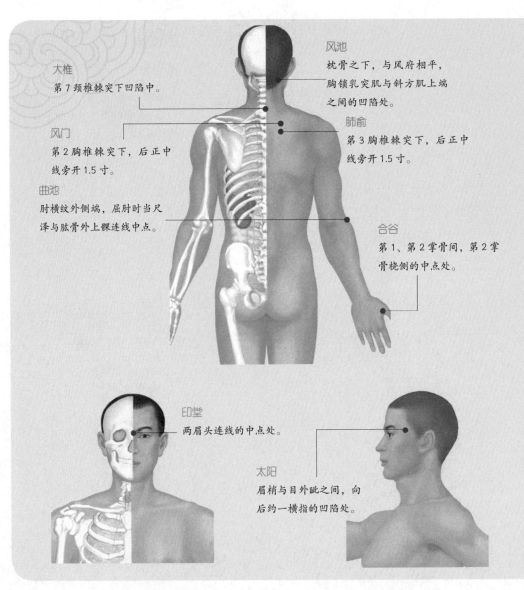

大椎
第7颈椎棘突下凹陷中。

风池
枕骨之下，与风府相平，胸锁乳突肌与斜方肌上端之间的凹陷处。

风门
第2胸椎棘突下，后正中线旁开1.5寸。

肺俞
第3胸椎棘突下，后正中线旁开1.5寸。

曲池
肘横纹外侧端，屈肘时当尺泽与肱骨外上髁连线中点。

合谷
第1、第2掌骨间，第2掌骨桡侧的中点处。

印堂
两眉头连线的中点处。

太阳
眉梢与目外眦之间，向后约一横指的凹陷处。

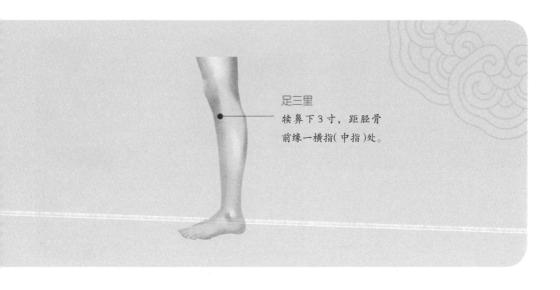

足三里
犊鼻下3寸，距胫骨
前缘一横指(中指)处。

拔罐治疗

风寒型感冒

　　拔罐方法：患者取坐位或俯卧，以方便舒适为宜。取大椎、风门、肺俞、曲池、印堂、太阳、合谷中的 3 ~ 5 个穴位，直接把罐吸拔在穴位上，留罐 10 ~ 15 分钟，以皮肤潮红为度。起罐后，对穴位皮肤进行消毒护理。这样的治疗每日 1 次。

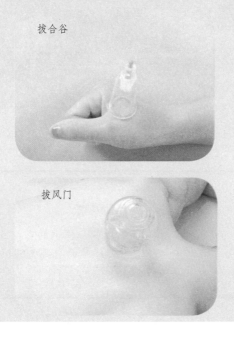

拔合谷

拔风门

风热型感冒

拔罐方法：对患者大椎、肺俞、风池所在部位进行消毒。用三棱针在消过毒的穴位上点刺，以微微出血为度。把罐立即吸拔在点刺过的穴位上，每个穴位均留罐20分钟。起罐后将拔罐处的血液用消毒棉球擦净。亦可用银翘散、桑菊饮药水煮罐，对穴位施以药罐。

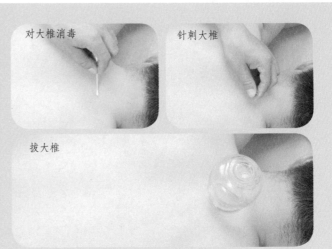

对大椎消毒

针刺大椎

拔大椎

刮痧治疗

1. 用单角刮法，自上而下刮拭风池。

2. 用面刮法自上而下刮拭肺俞、大椎。

3. 用面刮法从上向下刮拭下肢足三里。

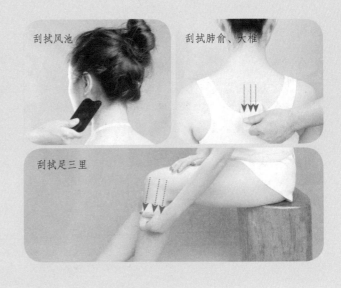

刮拭风池

刮拭肺俞、大椎

刮拭足三里

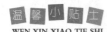

温馨小贴士

WEN XIN XIAO TIE SHI

研究发现，鸡汤可以有效抑制感冒造成的人体内的炎症及黏液的过量产生，而过去民间对于鸡汤一直认为只可以增强体质的补品，实际上对已有感冒症状的人也有很好的缓解效果。

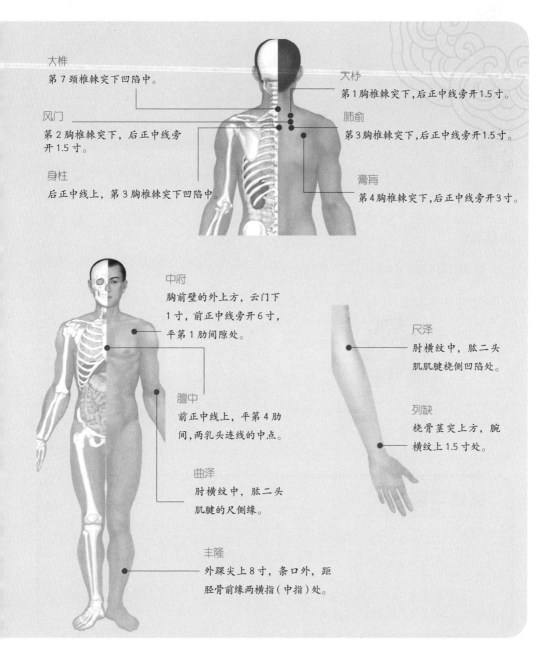

咳嗽

咳嗽是机体对侵入气道的病邪的一种保护性反应。古人以有声无痰谓之咳，有痰无声谓之嗽，临床上二者常并见，故通称为咳嗽。根据发作时特点及伴随症状的不同，一般可以分为风寒咳嗽、风热咳嗽及风燥咳嗽 3 型。中医认为咳嗽病位在肺，由于肺失宣降，肺气上逆，肺气宣降功能失常所致。在相关穴位上拔罐、刮痧可祛风解表、宣肺止咳。

大椎
第 7 颈椎棘突下凹陷中。

天柱
第 1 胸椎棘突下，后正中线旁开 1.5 寸。

风门
第 2 胸椎棘突下，后正中线旁开 1.5 寸。

肺俞
第 3 胸椎棘突下，后正中线旁开 1.5 寸。

身柱
后正中线上，第 3 胸椎棘突下凹陷中。

膏肓
第 4 胸椎棘突下，后正中线旁开 3 寸。

中府
胸前壁的外上方，云门下 1 寸，前正中线旁开 6 寸，平第 1 肋间隙处。

尺泽
肘横纹中，肱二头肌肌腱桡侧凹陷处。

膻中
前正中线上，平第 4 肋间，两乳头连线的中点。

列缺
桡骨茎突上方，腕横纹上 1.5 寸处。

曲泽
肘横纹中，肱二头肌腱的尺侧缘。

丰隆
外踝尖上 8 寸，条口外，距胫骨前缘两横指（中指）处。

拔罐治疗

　　选择两组穴位，一组为身柱、肺俞、大杼、膏肓、丰隆、曲泽；一组为大椎、风门、膻中、中府。每次选用1组，在穴位上拔罐，留罐10～15分钟。每日1次，7次为1个疗程。两组穴位交替使用。

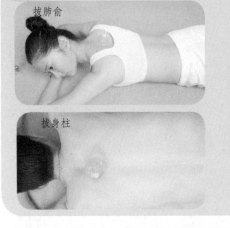

拔肺俞

拔身柱

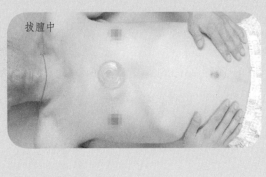

拔膻中

刮痧治疗

　　1. 用面刮法从上向下刮拭双侧大杼至肺俞。
　　2. 用面刮法从上向下刮拭两侧手臂的尺泽、列缺。

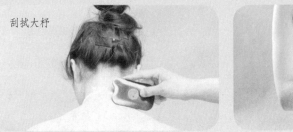

刮拭大杼

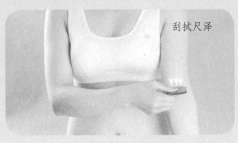

刮拭尺泽

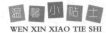
WEN XIN XIAO TIE SHI

　　普通咳嗽通过拔罐、刮痧即可治愈，同时可配合饮用止咳汤（将白萝卜1个，梨1个，生姜3片，一同入锅并加适量水同煮，煮熟盛出稍凉，调入适量蜂蜜即可服食）。对于不明原因、长期不愈的慢性咳嗽（尤其是超过两周的慢性咳嗽），千万不要草率地吃点止咳药了事，更不能置之不理，一定要去医院，在医生的帮助下找出咳嗽的病因，对症治疗。

面神经麻痹俗称"面瘫""歪嘴巴""歪歪嘴""吊线风"，是以面部表情肌群运动功能障碍为主要特征的一种常见病。一般症状是口眼歪斜，是一种常见病、多发病，不受年龄限制。患者面部往往连最基本的抬眉、闭眼、鼓嘴等动作都无法完成。中医认为面神经麻痹多由于脉络空虚，风寒之邪乘虚侵袭阳明、少阳脉络，导致经气阻滞，经脉失养，筋肌纵缓不收而发病。在相关穴位上拔罐、刮痧可祛风通络、疏调经筋，从而治疗面神经麻痹。

面神经麻痹

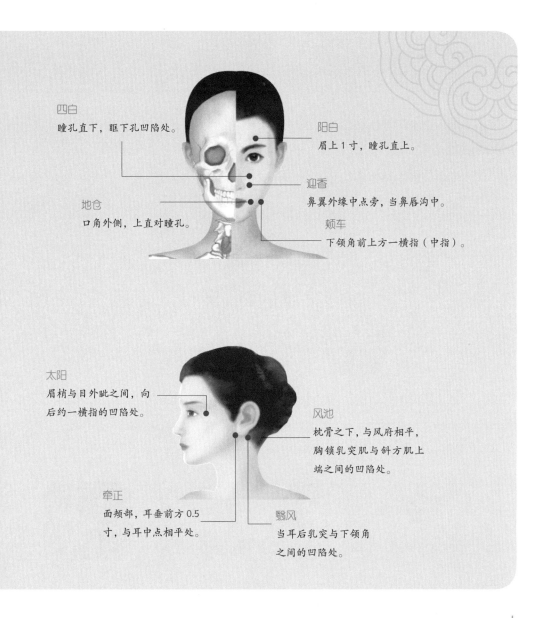

四白
瞳孔直下，眶下孔凹陷处。

阳白
眉上1寸，瞳孔直上。

迎香
鼻翼外缘中点旁，当鼻唇沟中。

地仓
口角外侧，上直对瞳孔。

颊车
下颌角前上方一横指（中指）。

太阳
眉梢与目外眦之间，向后约一横指的凹陷处。

风池
枕骨之下，与风府相平，胸锁乳突肌与斜方肌上端之间的凹陷处。

牵正
面颊部，耳垂前方0.5寸，与耳中点相平处。

翳风
当耳后乳突与下颌角之间的凹陷处。

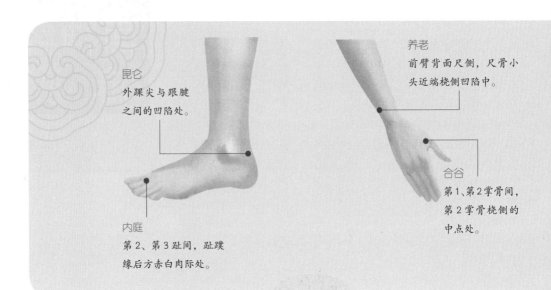

昆仑
外踝尖与跟腱
之间的凹陷处。

养老
前臂背面尺侧，尺骨小
头近端桡侧凹陷中。

合谷
第1、第2掌骨间，
第2掌骨桡侧的
中点处。

内庭
第2、第3趾间，趾蹼
缘后方赤白肉际处。

拔罐治疗

1. 对患者地仓、颊车、太阳、四白、阳白、合谷进行按摩，每个穴位按摩 2 ～ 3 分钟。按摩可以起到促进血液循环的作用。

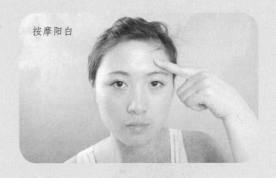

按摩阳白

2. 在按摩过的穴位上拔罐，各留罐 15 ～ 20 分钟。在罐内皮肤充血后即可起罐。这样的治疗每日 1 次，10 次为 1 个疗程。

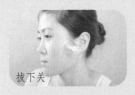

拔下关

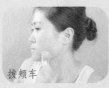

拔颊车

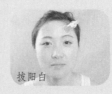

拔阳白

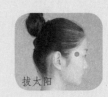

拔太阳

刮痧治疗

1. 用平面按揉法按揉阳白、迎香、地仓，并从地仓刮至颊车。

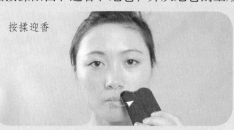

按揉迎香

2. 用单角刮法刮拭翳风、风池，再用平面按揉法按揉太阳、牵正。

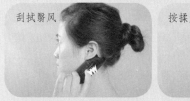

刮拭翳风

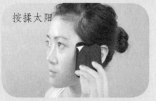

按揉太阳

3. 用面刮法从上向下刮拭养老，再以平面按揉法刮拭上肢合谷。

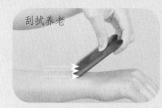

刮拭养老

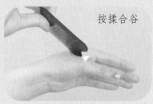

按揉合谷

4. 用平面按揉法按揉昆仑，再以垂直按揉法按揉内庭。

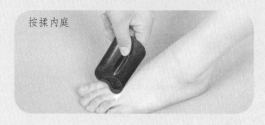

按揉内庭

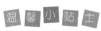

温馨小贴士

WEN XIN XIAO TIE SHI

　　患病期间要注意休息，面部及耳旁注意保暖，避免寒冷刺激。注意保护眼睛，防止引起眼内感染，特别是角膜损害。入睡后以眼罩掩盖患侧眼睛，滴点眼药水，减少感染。避免用眼过度，减少电视、电脑、紫外线等光源刺激。

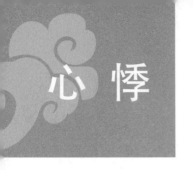

心悸

心悸是指患者自觉心中悸动，惊惕不安，甚至不能自主的一种病症。常因惊恐、劳累而诱发，时作时止，发作时常伴有胸闷、眩晕、耳鸣等症状。病情较轻者为惊悸，病情较重者为怔忡。该病可见于各种原因引起的心律失常，如心动过速、心动过缓、期前收缩、心房颤动、房室传导阻滞、病态窦房结综合征、心功能不全、心肌炎等疾病。在相关穴位上按摩、艾灸可调理心气、安神定悸。

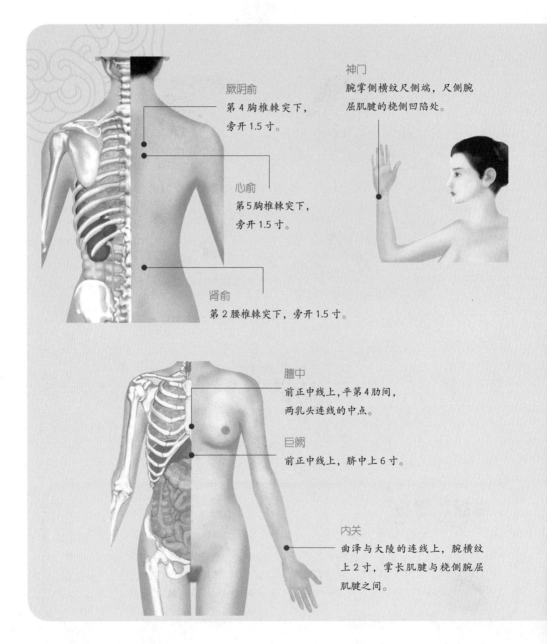

神门
腕掌侧横纹尺侧端，尺侧腕屈肌腱的桡侧凹陷处。

厥阴俞
第4胸椎棘突下，旁开1.5寸。

心俞
第5胸椎棘突下，旁开1.5寸。

肾俞
第2腰椎棘突下，旁开1.5寸。

膻中
前正中线上，平第4肋间，两乳头连线的中点。

巨阙
前正中线上，脐中上6寸。

内关
曲泽与大陵的连线上，腕横纹上2寸，掌长肌腱与桡侧腕屈肌腱之间。

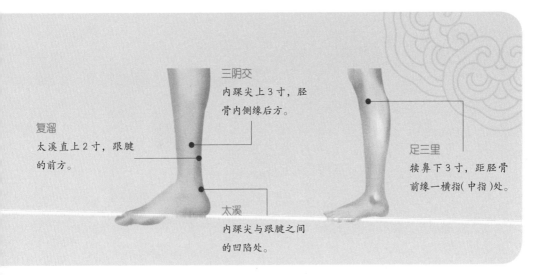

三阴交
内踝尖上3寸，胫骨内侧缘后方。

复溜
太溪直上2寸，跟腱的前方。

足三里
犊鼻下3寸，距胫骨前缘一横指(中指)处。

太溪
内踝尖与跟腱之间的凹陷处。

按摩治疗

1. 指推膻中。用拇指自下而上推膻中约2分钟，以局部出现酸、麻、胀感为佳。

2. 按揉厥阴俞、心俞。用两手拇指指腹按顺时针方向按揉两穴各约2分钟，然后按逆时针方向按揉约2分钟，以局部出现酸、麻、胀感为佳。

3. 点揉神门、内关。右手拇指或食指点按神门、内关约1分钟，以局部感到酸胀并向腕部和手放射为佳。

4. 按揉三阴交。用拇指按顺时针方向按揉三阴交约2分钟，然后按逆时针方向按揉约2分钟，以局部出现酸、麻、胀感为佳。

辅助穴位：颈背部天柱、肺俞，腰背部胆俞、肾俞，上肢尺泽、少泽，下肢阳陵泉、足三里、太溪。

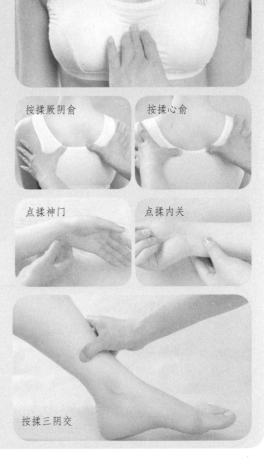

椎膻中

按揉厥阴俞

按揉心俞

点揉神门

点揉内关

按揉三阴交

1. 用温和灸法灸巨阙、心俞。手执艾条，以点燃的一端对准施灸部位，距离皮肤 1.5～3 厘米，以感到施灸处温热、舒适为度，灸至皮肤产生红晕为止。每日灸 1 次，每次灸 3～15 分钟。

2. 用温和灸法灸神门、内关。手执艾条，以点燃的一端对准施灸部位，距离皮肤 1.5～3 厘米，以感到施灸处温热、舒适为度，灸至皮肤产生红晕为止。每日灸 1 次，每次灸 3～15 分钟。

3. 心悸时伴有出汗、气短，用温和灸法加灸足三里、复溜。手执艾条，以点燃的一端对准施灸部位，距离皮肤 1.5～3 厘米，以感到施灸处温热、舒适为度，灸至皮肤产生红晕为止。隔日灸 1 次，每次灸 3～15 分钟。最好在每晚临睡前灸。

4. 多梦加灸肾俞、太溪。手执艾条，以点燃的一端对准施灸部位，距离皮肤 1.5～3 厘米，以感到施灸处温热、舒适为度。每日灸 1 次，每次灸 3～15 分钟，灸至皮肤产生红晕为止。

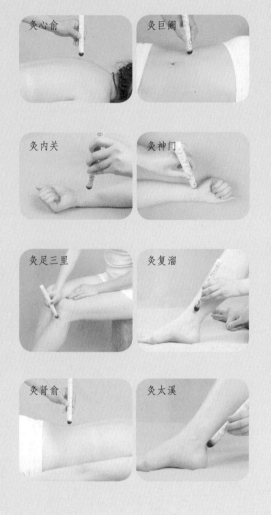

灸心俞　灸巨阙
灸内关　灸神门
灸足三里　灸复溜
灸肾俞　灸太溪

温馨小贴士
WEN XIN XIAO TIE SHI

心悸患者应保持精神乐观，情绪稳定，坚持治疗，坚定信心，避免惊恐刺激及忧思恼怒等。生活作息要有规律。饮食有节，宜进食营养丰富且易消化吸收的食物，宜低脂、低盐饮食，忌烟酒、浓茶。轻症患者可从事适当体力劳动，以不觉劳累、不加重症状为度，避免剧烈活动；重症患者应卧床休息，还应及早发现变症、坏病先兆症状，做好急救准备。

心绞痛是指由于冠状动脉粥样硬化导致冠状动脉供血不足，心肌暂时缺血与缺氧所引起的以心前区疼痛为主要临床表现的一组综合征。其特点为阵发性的前胸压榨性疼痛，可伴有其他症状。疼痛主要位于胸骨后部，可放射至心前区与左上肢，常发生于劳动或情绪激动时，每次发作 3～5 分钟，可数日一次，也可一日数次，休息或用硝酸酯类药物后消失。本病多见于男性，多数患者在 40 岁以上，劳累、情绪激动、饱食、受寒、阴雨天气、急性循环衰竭等为常见的诱因。中医认为，"人年四十，阴气自半"，肾气已虚，鼓动血脉运行之力不足，机体内已有血行迟缓，聚湿生痰，瘀而不通之势，这是本病发生的前提和基础。在相关穴位上拔罐、刮痧可通阳行气、活血止痛。

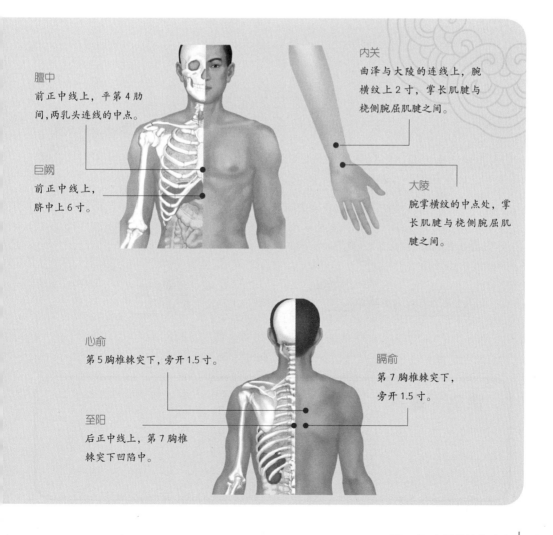

膻中
前正中线上，平第 4 肋间，两乳头连线的中点。

巨阙
前正中线上，脐中上 6 寸。

内关
曲泽与大陵的连线上，腕横纹上 2 寸，掌长肌腱与桡侧腕屈肌腱之间。

大陵
腕掌横纹的中点处，掌长肌腱与桡侧腕屈肌腱之间。

心俞
第 5 胸椎棘突下，旁开 1.5 寸。

膈俞
第 7 胸椎棘突下，旁开 1.5 寸。

至阳
后正中线上，第 7 胸椎棘突下凹陷中。

拔罐治疗

把罐吸拔在心俞、膻中、巨阙、膈俞，留罐10分钟，患者疼痛即可得到缓解。因心绞痛患者一般年龄都较大，对他们拔罐时要不断询问其感受，以免出现危险。

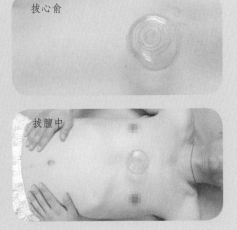
拔心俞

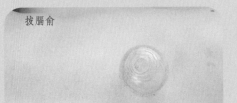
拔膈俞

拔膻中

刮痧治疗

1. 用按压力大的手法从上向下刮拭背部至阳或按揉至阳；用面刮法刮拭双侧心俞。
2. 用单角刮法从上向下刮拭胸部膻中。
3. 用平面按揉法按揉手腕部大陵、双侧内关。

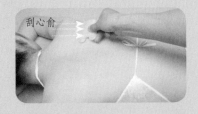
刮心俞

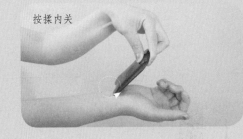
按揉内关

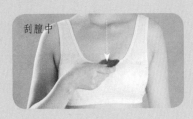
刮膻中

温馨小贴士
WEN XIN XIAO TIE SHI

心绞痛患者要劳逸结合，每天必须从事适当的体力劳动或体育锻炼。少食动物脂肪和高胆固醇类食物。忌大怒大喜和其他不良情绪刺激。注意随天气变化增减衣服，生活规律，保证睡眠充足。

低血压

　　低血压是指收缩压低于 90 毫米汞柱，舒张压低于 60 毫米汞柱，常常表现为头晕、倦怠乏力、精神不振、胃寒、四肢不温、免疫力下降、易感冒等。中医认为，低血压多见于脾胃虚弱者、脑力劳动者或心脏脆弱的老年患者，多因气虚阳虚、阴血亏虚或气阴两虚导致。拔罐、刮痧以下穴位，可补益气血。

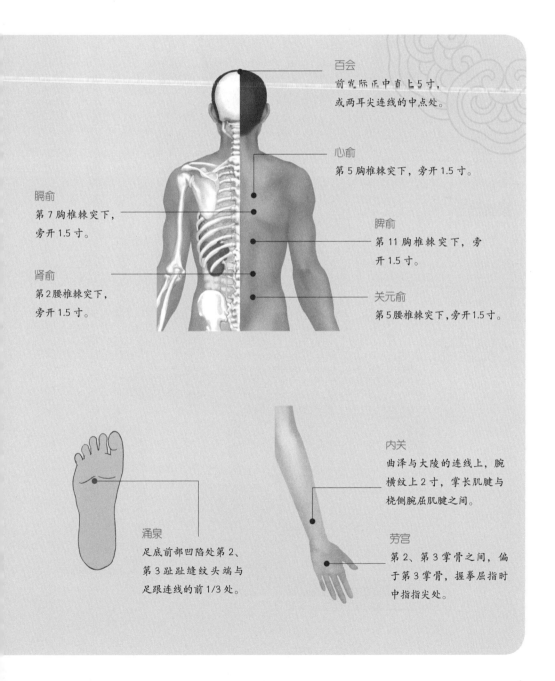

百会
前发际正中直上 5 寸，或两耳尖连线的中点处。

心俞
第 5 胸椎棘突下，旁开 1.5 寸。

膈俞
第 7 胸椎棘突下，旁开 1.5 寸。

脾俞
第 11 胸椎棘突下，旁开 1.5 寸。

肾俞
第 2 腰椎棘突下，旁开 1.5 寸。

关元俞
第 5 腰椎棘突下，旁开 1.5 寸。

涌泉
足底前部凹陷处第 2、第 3 趾趾缝纹头端与足跟连线的前 1/3 处。

内关
曲泽与大陵的连线上，腕横纹上 2 寸，掌长肌腱与桡侧腕屈肌腱之间。

劳宫
第 2、第 3 掌骨之间，偏于第 3 掌骨，握拳屈指时中指指尖处。

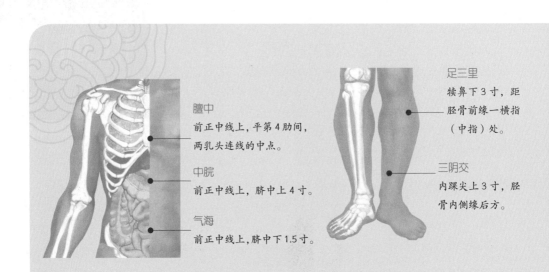

膻中
前正中线上，平第4肋间，
两乳头连线的中点。

中脘
前正中线上，脐中上4寸。

气海
前正中线上，脐中下1.5寸。

足三里
犊鼻下3寸，距
胫骨前缘一横指
（中指）处。

三阴交
内踝尖上3寸，胫
骨内侧缘后方。

拔罐治疗

1. 把罐拔在膻中、中脘、气海、足三里、三阴交上，留罐10～15分钟。在拔罐过程中，注意对患者保暖。

2. 把罐吸拔在膈俞、脾俞、肾俞、关元俞、涌泉上，留罐10～15分钟。这样的治疗每日1次，7～10次为1个疗程。

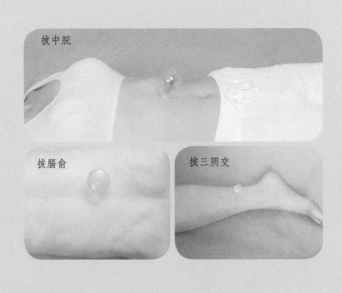

拔中脘

拔膈俞

拔三阴交

刮痧治疗

1. 刮拭头部百会。
2. 用面刮法从上向下刮拭背部心俞、脾俞、肾俞。
3. 用平面按揉法按揉内关、劳宫。

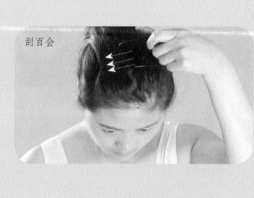

刮百会

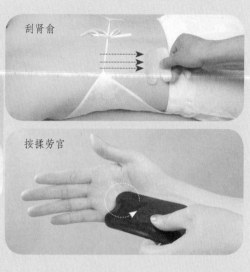

刮肾俞

按揉劳宫

温馨小贴士
WEN XIN XIAO TIE SHI

低血压患者在预防和护理方面要注意以下两点。

1. 适当加强锻炼。生活要有规律，防止过度疲劳，因为过度疲劳会使血压降得更低。要保持良好的精神状态，适当加强锻炼，提高身体素质，改善神经、血管的调节功能，加速血液循环，减少直立性低血压的发生。

2. 调整饮食。每餐不宜吃得过饱，因为太饱会使回流心脏的血液相对减少；低血压的老人每日清晨可饮些淡盐开水，或吃稍咸的饮食以增加饮水量，因为较多的水分进入血液可增加血容量，从而提高血压；适量饮茶，因茶中的咖啡因能兴奋呼吸中枢及心血管系统；适量饮些葡萄酒，可使交感神经兴奋，加快血流速度，降低血液黏稠度。

支气管炎

支气管炎是指气管、支气管黏膜及其周围组织的慢性非特异性炎症。当气温下降、呼吸道小血管痉挛缺血、防御功能下降时易于致病；受到烟雾粉尘、污染大气等慢性刺激也可发病；吸烟使支气管痉挛、黏膜变异、纤毛运动降低、黏液分泌增多，易于感染；与过敏因素也有一定关系。中医认为，外邪侵袭以及肺、脾、肾三脏功能失常，是引起本病的主要原因。在相关穴位上拔罐、艾灸可调整脏腑功能、顾护正气，从而减轻症状。

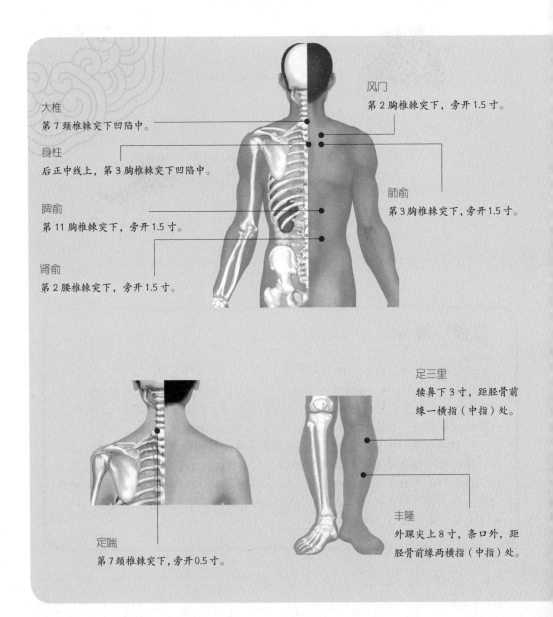

大椎
第7颈椎棘突下凹陷中。

身柱
后正中线上，第3胸椎棘突下凹陷中。

脾俞
第11胸椎棘突下，旁开1.5寸。

肾俞
第2腰椎棘突下，旁开1.5寸。

风门
第2胸椎棘突下，旁开1.5寸。

肺俞
第3胸椎棘突下，旁开1.5寸。

定喘
第7颈椎棘突下，旁开0.5寸。

足三里
犊鼻下3寸，距胫骨前缘一横指（中指）处。

丰隆
外踝尖上8寸，条口外，距胫骨前缘两横指（中指）处。

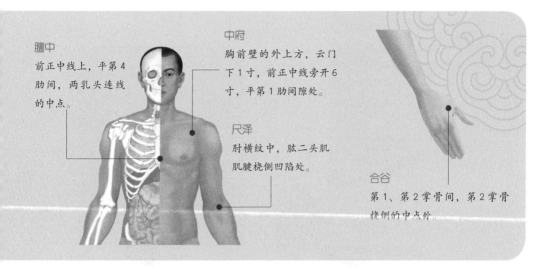

膻中
前正中线上，平第4
肋间，两乳头连线
的中点。

中府
胸前壁的外上方，云门
下1寸，前正中线旁开6
寸，平第1肋间隙处。

尺泽
肘横纹中，肱二头肌
肌腱桡侧凹陷处。

合谷
第1、第2掌骨间，第2掌骨
桡侧的中点处。

拔罐治疗

急性支气管炎

　　让患者取坐位、俯卧（背部）或仰卧（腹部），以方便舒适为宜。分别将罐吸
拔于大椎、风门、身柱、脾俞、膻中、中府、尺泽，每个穴位留罐20分钟，以皮肤
充血为度。这样的治疗每日1次。拔罐时可根据患者体质，一次性把罐全部吸拔在
穴位上，也可拔完一部分穴位，起罐后，再拔另一部分。

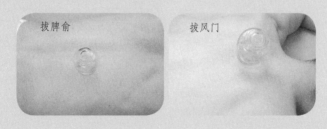

拔脾俞　　　　　　拔风门

慢性支气管炎

　　让患者取坐位、俯卧（背部）或仰卧（腹部），以方便舒适为宜。分别把罐吸
拔于肺俞、脾俞、肾俞、中府、膻中、足三里、丰隆，留罐15分钟，每日拔罐1次。
因所拔穴位较多，治疗时间较长，所以一定要注意保暖，防止感冒，以免加重病情。

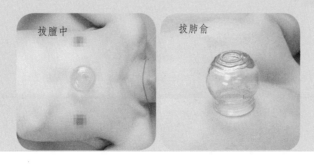

拔膻中　　　　　　拔肺俞

艾灸治疗

1. 用回旋灸法灸定喘、肺俞，每日灸1次，每次灸10～15分钟，灸至皮肤产生红晕为止。

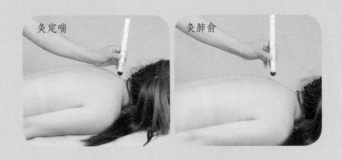

灸定喘　　灸肺俞

2. 用温和灸法灸合谷、足三里，隔日灸1次，每次灸3～15分钟。最好在每晚临睡前灸。

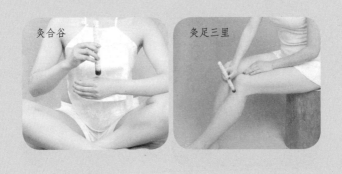

灸合谷　　灸足三里

温 馨 小 贴 士
WEN XIN XIAO TIE SHI

　　慢性支气管炎主要诱因是上呼吸道感染，因此支气管炎患者要注意加强户外体育锻炼，增强体质，注意保暖，防止感冒。戒除烟酒对预防支气管炎有重要意义。若拔罐疗效不显著，应配合其他药物治疗，以免延误病情。

腹胀是指因胃肠道存有过量气体，而感觉脘腹及脘腹以下的整个下腹部胀满的一种症状。本病多见于急性、慢性胃肠炎，胃肠神经官能症，消化不良，腹腔手术后。主要表现为腹部胀满，叩之如鼓，食欲不振，食少饱闷，恶心嗳气，四肢乏力等。中医认为，腹胀多因脾胃虚弱或肝胃气滞导致气机升降失常，浊气上逆导致。拔罐、刮痧以下穴位可破气消胀、消积散痞、升清降浊。

腹 胀

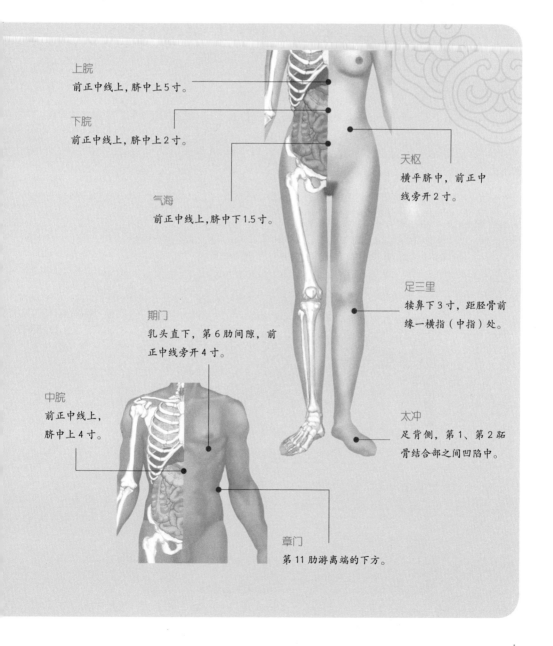

上脘
前正中线上，脐中上5寸。

下脘
前正中线上，脐中上2寸。

气海
前正中线上，脐中下1.5寸。

天枢
横平脐中，前正中线旁开2寸。

足三里
犊鼻下3寸，距胫骨前缘一横指（中指）处。

期门
乳头直下，第6肋间隙，前正中线旁开4寸。

中脘
前正中线上，脐中上4寸。

太冲
足背侧，第1、第2跖骨结合部之间凹陷中。

章门
第11肋游离端的下方。

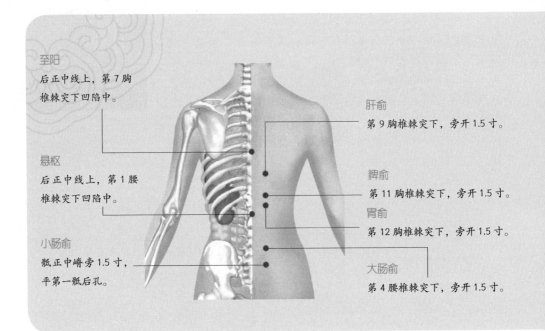

至阳
后正中线上，第7胸椎棘突下凹陷中。

肝俞
第9胸椎棘突下，旁开1.5寸。

悬枢
后正中线上，第1腰椎棘突下凹陷中。

脾俞
第11胸椎棘突下，旁开1.5寸。

胃俞
第12胸椎棘突下，旁开1.5寸。

小肠俞
骶正中嵴旁1.5寸，平第一骶后孔。

大肠俞
第4腰椎棘突下，旁开1.5寸。

拔罐治疗

1. 在期门、章门、中脘、天枢拔罐，留罐10分钟，至罐内皮肤充血为度。

2. 在肝俞、胃俞拔罐，留罐10分钟。起罐后，对穴位皮肤进行消毒，以防感染。这样的治疗每日1次，5次为1个疗程。

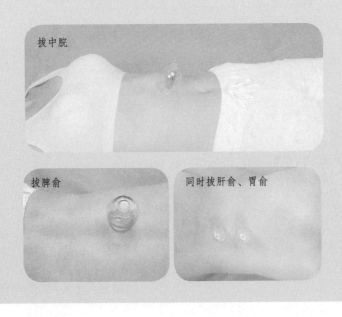

拔中脘

拔脾俞

同时拔肝俞、胃俞

刮痧治疗

1. 用面刮法，先从上向下刮拭背部至阳到悬枢，再以同样的方法刮拭肝俞至胃俞，然后仍用面刮法刮拭大肠俞至小肠俞。

2. 用面刮法刮拭腹部上脘至下脘。继续用面刮法从上向下刮拭气海、天枢。

3. 用平面按揉法按揉足三里，用垂直按揉法按揉太冲。

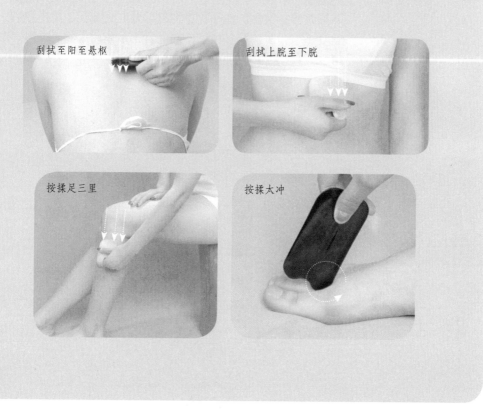

刮拭至阳至悬枢

刮拭上脘至下脘

按揉足三里

按揉太冲

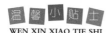

WEN XIN XIAO TIE SHI

腹胀患者在预防和护理方面要注意以下几点。

1. 腹胀多为慢性过程，常反复发作，经久不愈，所以应坚持长期治疗，树立战胜疾病的信心。

2. 注意饮食的调配，食物宜清淡，勿暴饮暴食，忌食油腻，力戒烟酒，以免损伤脾胃。

3. 调适情志，避免精神刺激，以防气机郁滞，心态应平和，多参加户外活动。

腹泻

腹泻是一种临床常见症状，俗称"拉肚子"，指排便次数明显超过平日的频率，粪质稀薄，水分增加，每日排便量超过200克，或含未消化食物或脓血、黏液。腹泻常伴有排便急迫感、肛门不适、失禁等症状。腹泻分急性和慢性两类。急性腹泻发病急剧，病程在2～3周。慢性腹泻指病程在2个月以上或间歇期在2～4周的复发性腹泻。中医认为，"泄泻之本，无不由于脾胃"。病因有感受外邪，如湿热、暑湿、寒湿之邪；情志所伤，忧思郁怒导致肝失疏泄，横逆犯脾；饮食不节，过食肥甘厚味，或进食不洁腐败之物。拔罐、刮痧以下穴位可健脾利湿、调肠止泻。

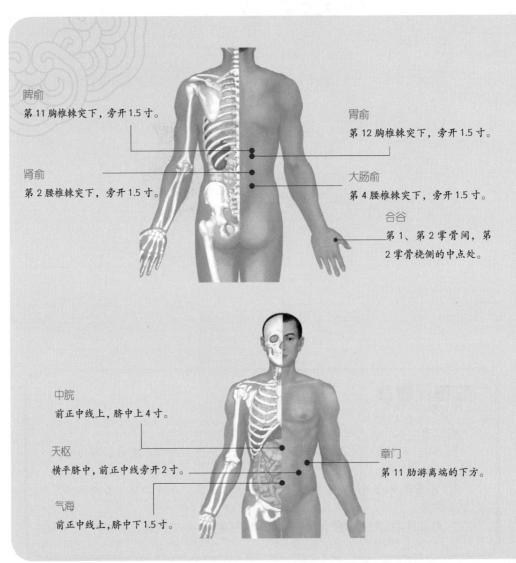

脾俞
第11胸椎棘突下，旁开1.5寸。

胃俞
第12胸椎棘突下，旁开1.5寸。

肾俞
第2腰椎棘突下，旁开1.5寸。

大肠俞
第4腰椎棘突下，旁开1.5寸。

合谷
第1、第2掌骨间，第2掌骨桡侧的中点处。

中脘
前正中线上，脐中上4寸。

天枢
横平脐中，前正中线旁开2寸。

章门
第11肋游离端的下方。

气海
前正中线上，脐中下1.5寸。

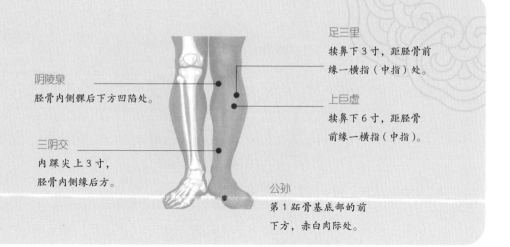

足三里
犊鼻下3寸，距胫骨前
缘一横指（中指）处。

阴陵泉
胫骨内侧髁后下方凹陷处。

上巨虚
犊鼻下6寸，距胫骨
前缘一横指（中指）。

三阴交
内踝尖上3寸，
胫骨内侧缘后方。

公孙
第1跖骨基底部的前
下方，赤白肉际处。

拔罐治疗

急性腹泻

  把罐吸拔在天枢、中脘、气海、合谷、足三里、上巨虚、三阴交上，留罐10 ~ 15分钟，以皮肤充血为度。起罐后，要对穴位皮肤进行消毒，以防感染。每日1次，3次为1个疗程。

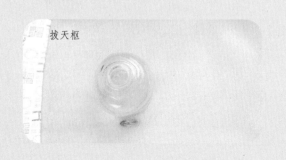

拔天枢

慢性腹泻

  把罐吸拔在脾俞、胃俞、肾俞、大肠俞，留罐10 ~ 15分钟。起罐后，对穴位皮肤进行消毒。这样的治疗每周2 ~ 3次，10次为1个疗程，每个疗程间隔1周。

1. 用面刮法从上到下刮拭背部脾俞至大肠俞。

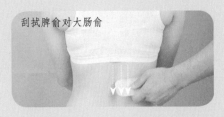

刮拭脾俞对大肠俞

2. 用面刮法从上到下刮拭腹部中脘至气海、双侧章门。

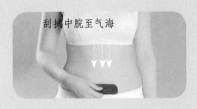

刮拭中脘至气海

3. 用面刮法从上到下刮拭足三里至上巨虚。

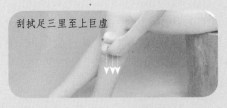

刮拭足三里至上巨虚

4. 用平面按揉法按揉阴陵泉、公孙。

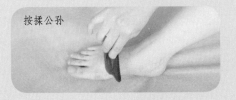

按揉公孙

温馨小贴士

WEN XIN XIAO TIE SHI

　　腹泻时由于大量排便，导致身体严重缺水和电解质紊乱，此时必须补充大量水分。含有氯化钠、氯化钾和葡萄糖的补液是理想的选择，因为它能补充体内流失的葡萄糖、矿物质，并且调节钾、钠等电解质，维持体液酸碱平衡；胡萝卜汁、苹果汁、西瓜汁等不仅能补充水分，而且可以补充必需的维生素，也是很好的补充品。它们都是防止机体腹泻脱水和虚脱的良方。

消化不良多表现有上腹痛、上腹胀、早饱、嗳气、食欲不振、恶心、呕吐等不适症状，多是长期暴饮暴食，饮食积滞于胃而引发的。而先天脾胃虚弱、消化功能较差的人，也容易出现消化不良症状，表现为长期面黄肌瘦、气短乏力、胃胀、胃痛隐隐、稍不注意就腹泻等。中医认为本病是因脾胃虚弱、肝气郁结、外邪入侵所致。拔罐、刮痧以下穴位可健脾强胃降逆。

消化不良

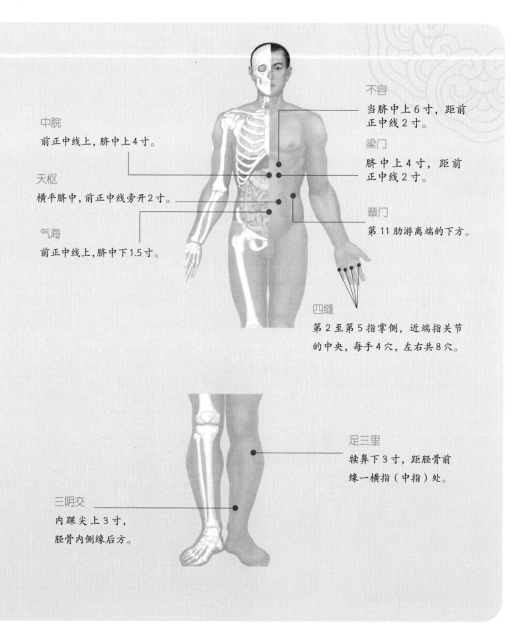

中脘
前正中线上，脐中上4寸。

天枢
横平脐中，前正中线旁开2寸。

气海
前正中线上，脐中下1.5寸。

不容
当脐中上6寸，距前正中线2寸。

梁门
脐中上4寸，距前正中线2寸。

章门
第11肋游离端的下方。

四缝
第2至第5指掌侧，近端指关节的中央，每手4穴，左右共8穴。

足三里
犊鼻下3寸，距胫骨前缘一横指（中指）处。

三阴交
内踝尖上3寸，胫骨内侧缘后方。

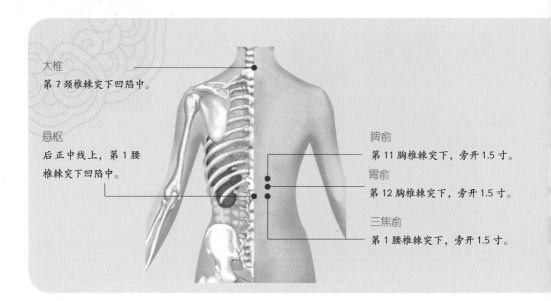

大椎

第 7 颈椎棘突下凹陷中。

悬枢

后正中线上，第 1 腰椎棘突下凹陷中。

脾俞

第 11 胸椎棘突下，旁开 1.5 寸。

胃俞

第 12 胸椎棘突下，旁开 1.5 寸。

三焦俞

第 1 腰椎棘突下，旁开 1.5 寸。

拔罐治疗

1. 在患者脾俞、胃俞、天枢、中脘、不容、梁门、足三里、三阴交所在部位涂上润滑油。

2. 用刮痧板刮拭上述穴位，以出现紫红色痧斑为度。刮痧完毕，要用消毒棉球擦去皮肤上的润滑油，以免影响拔罐。

3. 把罐吸拔在已刮痧的穴位上，留罐 10 ~ 15 分钟。起罐后，对穴位皮肤进行消毒。这样的治疗每日 1 次，7 次为 1 个疗程。

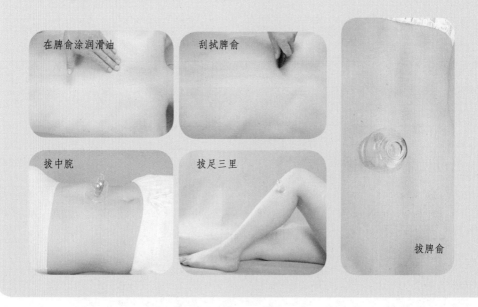

在脾俞涂润滑油

刮拭脾俞

拔中脘

拔足三里

拔脾俞

刮痧治疗

1. 以面刮法从上向下刮拭背部大椎至悬枢，双侧脾俞至三焦俞。

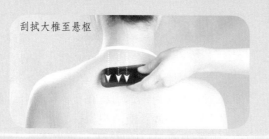

刮拭大椎至悬枢

2. 用面刮法从上向下刮拭腹部中脘至气海，双侧章门、天枢。

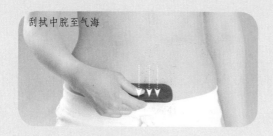

刮拭中脘至气海

3. 用垂直按揉法按揉双手四缝。

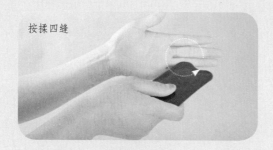

按揉四缝

4. 用面刮法从上向下刮拭下肢足三里。

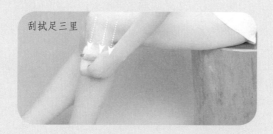

刮拭足三里

胃下垂

胃下垂是由于膈肌悬力不足，支撑内脏器官的韧带松弛，或腹内压降低，腹肌松弛，导致站立时胃大弯抵达盆腔，胃小弯弧线最低点降到髂嵴连线以下。常伴有十二指肠球部位置的改变。胃下垂属胃无力症，多见于消耗性疾病患者及无力型体质者，直接影响消化功能。其表现为上腹胀满、食欲不振、胃痛、消瘦、乏力、嗳气、恶心、呕吐、肠鸣、有胃下坠感，或伴有便秘、腹泻、气短、眩晕、心悸、失眠、多梦等。中医认为，本病虽在胃，但与肝、脾关系密切。素体虚损，肝气失调，横逆犯胃，日久脾虚，木乘其土，中气下陷为本病的基本病机。拔罐以下穴位可健脾益气，升清举陷。

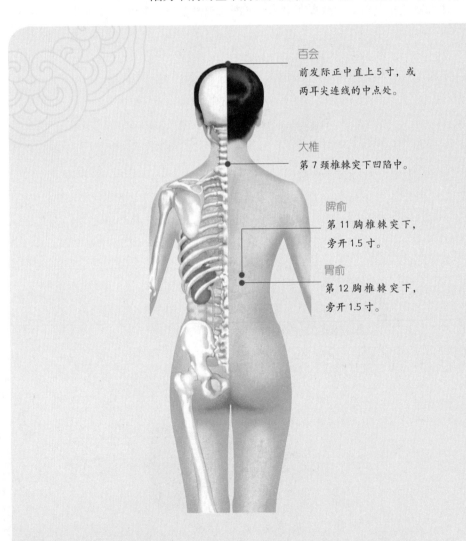

百会
前发际正中直上5寸，或两耳尖连线的中点处。

大椎
第7颈椎棘突下凹陷中。

脾俞
第11胸椎棘突下，旁开1.5寸。

胃俞
第12胸椎棘突下，旁开1.5寸。

拔罐治疗

1. 对患者大椎、脾俞、胃俞进行消毒。

2. 用三棱针点刺已消毒的穴位，以微微出血为度。

3. 把罐吸拔在点刺过的穴位上，留罐 10 ~ 15 分钟。对百会采用直接拔罐法，不针刺，直接把罐吸拔在穴位上，留罐 5 ~ 10 分钟。以上操作隔日 1 次。

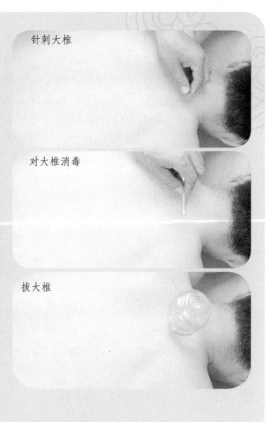

针刺大椎

对大椎消毒

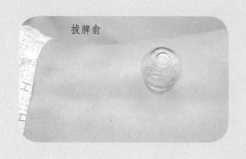

拔脾俞

拔大椎

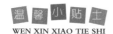

温馨小贴士

WEN XIN XIAO TIE SHI

胃下垂的患者在预防和护理方面要注意以下几点。

1. 为使患者体质强壮，增加腹腔脂肪，宜给予高蛋白、高热量饮食。

2. 患者的消化吸收功能大多较差，因此食物加工应精细，要容易消化吸收，最好进食流质和半流质食物。

3. 坚持少食多餐，这样既可充分消化食物，又可持续不断地提供米谷之气，鼓舞中气上行，以升陷举托。

4. 切忌一次饮用大量茶水。

5. 适量饮酒能鼓舞气血上行，但有上消化道出血病史者，或同时伴有肝病者，或酒精过敏者忌饮。

胃　炎

胃炎是胃黏膜炎症的统称，是一种常见病，可分为急性和慢性两类。急性胃炎常见的为单纯性和糜烂性两种。前者表现为上腹不适、疼痛、厌食、恶心、呕吐；后者以消化道出血为主要表现，有呕血和黑便现象。中医认为，慢性胃炎多因长期情志不遂，饮食不节，劳逸失常，导致肝气郁结，脾失健运，气机失调，胃脏失和，日久中气亏虚，从而引发种种症状。

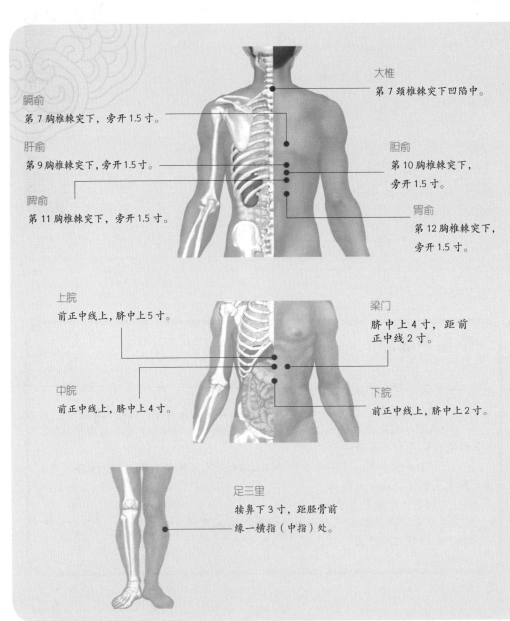

大椎
第7颈椎棘突下凹陷中。

膈俞
第7胸椎棘突下，旁开1.5寸。

肝俞
第9胸椎棘突下，旁开1.5寸。

胆俞
第10胸椎棘突下，旁开1.5寸。

脾俞
第11胸椎棘突下，旁开1.5寸。

胃俞
第12胸椎棘突下，旁开1.5寸。

上脘
前正中线上，脐中上5寸。

梁门
脐中上4寸，距前正中线2寸。

中脘
前正中线上，脐中上4寸。

下脘
前正中线上，脐中上2寸。

足三里
犊鼻下3寸，距胫骨前缘一横指（中指）处。

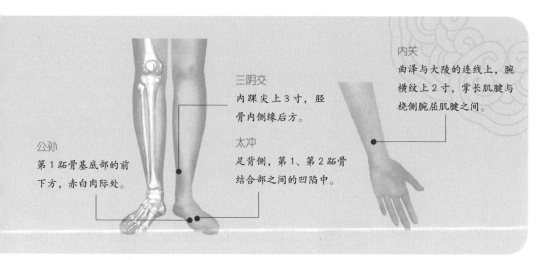

内关
曲泽与大陵的连线上，腕横纹上2寸，掌长肌腱与桡侧腕屈肌腱之间。

三阴交
内踝尖上3寸，胫骨内侧缘后方。

太冲
足背侧，第1、第2跖骨结合部之间的凹陷中。

公孙
第1跖骨基底部的前下方，赤白肉际处。

拔罐治疗

1. 对患者中脘、梁门、足三里进行消毒。

2. 用三棱针轻叩已消毒的穴位皮肤，以微微出血为度。

3. 选择大小合适的罐吸拔在叩刺过的穴位上，留罐10～15分钟。操作结束后，用相同的方法针刺肝俞、脾俞、胃俞，然后再进行拔罐，留罐10～15分钟。

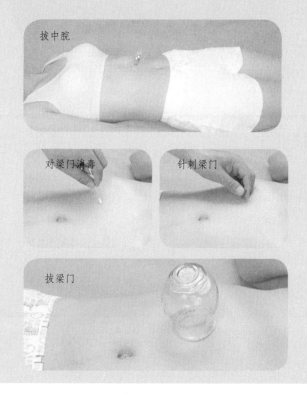

拔中脘

对梁门消毒

针刺梁门

拔梁门

刮痧治疗

1. 用面刮法从上向下刮拭背部膈俞、胆俞、脾俞、胃俞。
2. 用面刮法从上向下刮拭腹部上脘、中脘、下脘。
3. 用面刮法从上向下刮拭手臂内关。
4. 用面刮法从上向下刮拭足三里、三阴交、公孙；再用垂直按揉法按揉太冲。

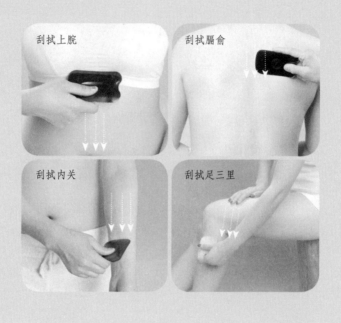

刮拭上脘　　刮拭膈俞

刮拭内关　　刮拭足三里

温馨小贴士
WEN XIN XIAO TIE SHI

养成良好的饮食习惯是防治胃炎的关键。

1. 应按时就餐，细嚼慢咽，最好一日三餐定时定量，胃炎发作时可少吃多餐，平常尽量不吃零食以减少胃的负担。
2. 注意进食的温度，避免进食过烫、过冷的食物，或忽冷忽热饮食。
3. 避免进食不易消化的食物，如坚硬、粗糙、纤维过多的食品。
4. 避免进食刺激性食品，并戒烟酒等。
5. 保持心情舒畅，避免劳累过度。

胃痉挛就是胃部肌肉抽搐，主要表现为上腹痛、呕吐等。患有胃病患者，如胃部溃疡、胃部受寒、胃炎等，极容易造成胃痉挛。中医认为胃痉挛的发生多由饮食积滞、寒积肠胃造成。其病在胃和肠，属实或虚实夹杂。患者素体阴虚，又有饮食不节（或不洁）、暴饮暴食之劣习，情志失调、肝气郁结，复感外寒，使寒邪客于胃府而致气机郁滞，胃失和降。在相关穴位上拔罐、刮痧可疏肝理气、和胃止痛。

胃痉挛

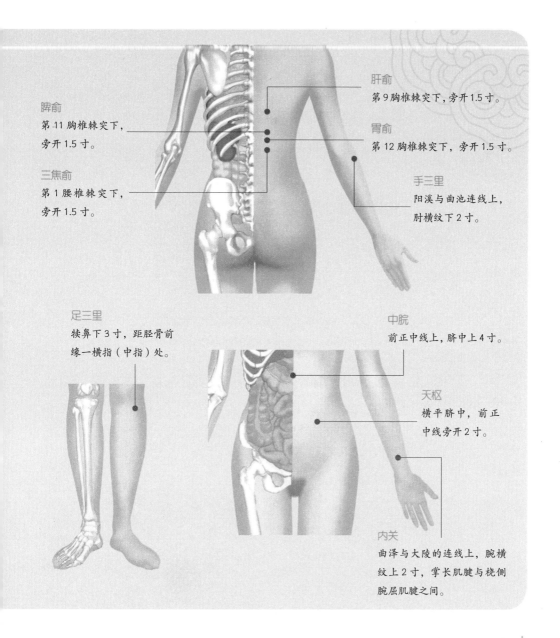

脾俞
第11胸椎棘突下，旁开1.5寸。

三焦俞
第1腰椎棘突下，旁开1.5寸。

肝俞
第9胸椎棘突下，旁开1.5寸。

胃俞
第12胸椎棘突下，旁开1.5寸。

手三里
阳溪与曲池连线上，肘横纹下2寸。

足三里
犊鼻下3寸，距胫骨前缘一横指（中指）处。

中脘
前正中线上，脐中上4寸。

天枢
横平脐中，前正中线旁开2寸。

内关
曲泽与大陵的连线上，腕横纹上2寸，掌长肌腱与桡侧腕屈肌腱之间。

1. 在患者背上和罐口均匀地涂上适量润滑油，目的是防止走罐时损伤皮肤。

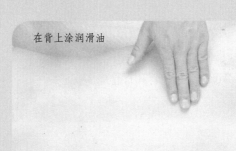

在背上涂润滑油

2. 将罐吸拔在背部，再沿背部脊柱两侧的足太阳膀胱经循行走罐，走罐的重点穴位是肝俞、脾俞、胃俞，上下来回走罐数次，直至局部皮肤潮红。

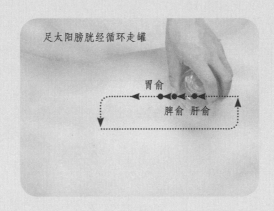

足太阳膀胱经循环走罐

胃俞

脾俞　肝俞

3. 将罐吸拔在肝俞、脾俞、胃俞，留罐10分钟。起罐后，擦去皮肤上的润滑油，并对穴位皮肤进行消毒。

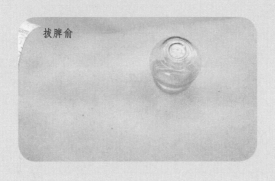

拔脾俞

刮痧治疗

1. 用面刮法从上向下刮拭脾俞至胃俞。
2. 用面刮法从上向下刮拭腹部中脘、天枢。
3. 用面刮法刮拭上肢内关、手三里。
4. 用面刮法从上向下刮拭下肢足三里。

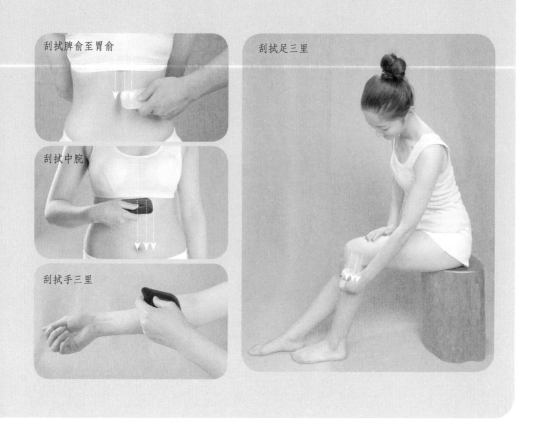

刮拭脾俞至胃俞

刮拭中脘

刮拭手三里

刮拭足三里

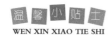

温馨小贴士

WEN XIN XIAO TIE SHI

　　用刮痧缓解胃痉挛时需要注意：先用热毛巾擦洗准备刮痧的部位，最好用 75% 的酒精做常规消毒；施术者手持刮痧工具在润滑剂中蘸湿，沿选定的经穴顺一个方向用力均匀、缓慢地刮；一般每处刮抹 20 次左右，以皮下现微紫红色或紫黑色即可，刮拭 2 ~ 5 分钟便可见效。具体刮拭时可视个人的具体情况处理。

呃 逆

呃逆俗称"打嗝"，是指气逆上冲，喉间呃呃连声，声短而频繁，不能自制的一种病证，甚则妨碍谈话、咀嚼、呼吸、睡眠等。呃逆一般单独发生，持续数分钟至数小时后不治而愈，但也有个别病例反复发生，虽经多方治疗仍迁延数月不愈。多在寒凉刺激，饮食过急、过饱，情绪激动，疲劳，呼吸过于深频等情况下发生。中医认为呃逆主要由于饮食不节、正气亏虚，导致胃气上逆所致。在相关穴位上拔罐、刮痧可宽胸利膈、和胃降逆。

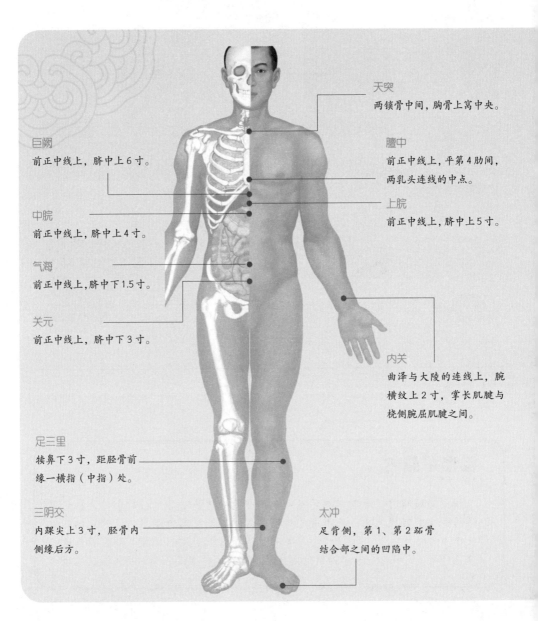

天突
两锁骨中间，胸骨上窝中央。

巨阙
前正中线上，脐中上6寸。

膻中
前正中线上，平第4肋间，两乳头连线的中点。

中脘
前正中线上，脐中上4寸。

上脘
前正中线上，脐中上5寸。

气海
前正中线上，脐中下1.5寸。

关元
前正中线上，脐中下3寸。

内关
曲泽与大陵的连线上，腕横纹上2寸，掌长肌腱与桡侧腕屈肌腱之间。

足三里
犊鼻下3寸，距胫骨前缘一横指（中指）处。

三阴交
内踝尖上3寸，胫骨内侧缘后方。

太冲
足背侧，第1、第2跖骨结合部之间的凹陷中。

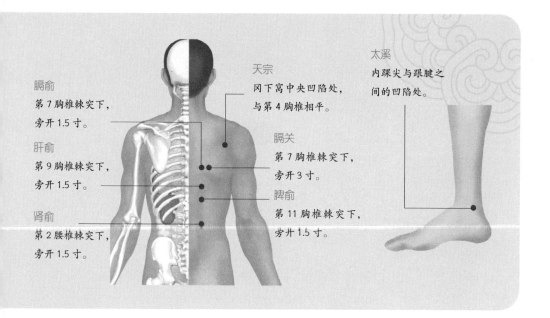

膈俞
第 7 胸椎棘突下，
旁开 1.5 寸。

肝俞
第 9 胸椎棘突下，
旁开 1.5 寸。

肾俞
第 2 腰椎棘突下，
旁开 1.5 寸。

天宗
冈下窝中央凹陷处，
与第 4 胸椎相平。

膈关
第 7 胸椎棘突下，
旁开 3 寸。

脾俞
第 11 胸椎棘突下，
旁开 1.5 寸。

太溪
内踝尖与跟腱之
间的凹陷处。

拔罐治疗

选择两组主穴，一组为膈俞、关元、中脘；一组为内关、天宗、足三里。

若患者胃寒，配穴上脘、脾俞、胃俞；若患者胃热，配穴巨阙；若患者肝气郁滞，配穴膻中、太冲、肝俞；若患者脾阳衰，配穴脾俞、肾俞、天突；若患者胃阴不足，配穴胃俞、三阴交。拔罐时可根据患者病情选择一组配穴，再任选一组主穴，留罐 15 ～ 20 分钟。每日 1 次，病重者每日 2 次。

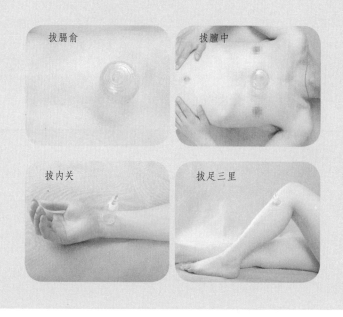

拔膈俞　　　　拔膻中

拔内关　　　　拔足三里

1. 用面刮法自上而下刮拭背部膈俞、膈关。

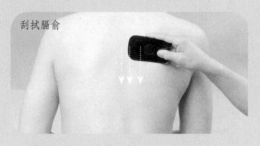

刮拭膈俞

2. 用面刮法从上向下刮拭腹部气海至关元。

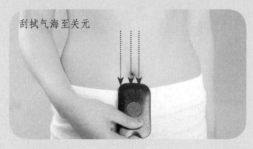

刮拭气海至关元

3. 用平面按揉法按揉足部双侧太溪。

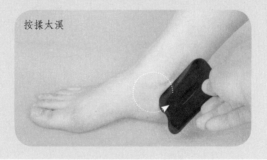

按揉太溪

温馨小贴士

WEN XIN XIAO TIE SHI

呃逆患者在预防和护理方面要注意以下几点。

1. 注意日常饮食，少食生冷，不暴饮暴食。吃饭时注意力集中，细嚼慢咽，不大声说话，不看书报。

2. 注意胃脘部保暖，调适情志，保持心情开朗，多做户外锻炼。

3. 如呃逆见于危重病后期，正气虚败，呃逆不止，饮食不进，出现虚脱倾向者，预后不良，应及时送医院诊治。

慢性肾小球肾炎简称慢性肾炎，是以蛋白尿、血尿、高血压、水肿为基本临床表现，起病方式各有不同，病情迁延，病变缓慢进展，可以有不同程度的肾功能减退，最终将发展为慢性肾功能衰竭。由于本病的病理类型及病期不同，主要临床表现各不相同，疾病表现呈多样化。中医认为慢性肾炎的主因与寒湿的侵袭有关。寒湿可致身体沉重，腹大胫肿。慢性肾炎的水肿多属阴水虚证的范畴，且与脾肾虚损有关。

慢性
肾炎

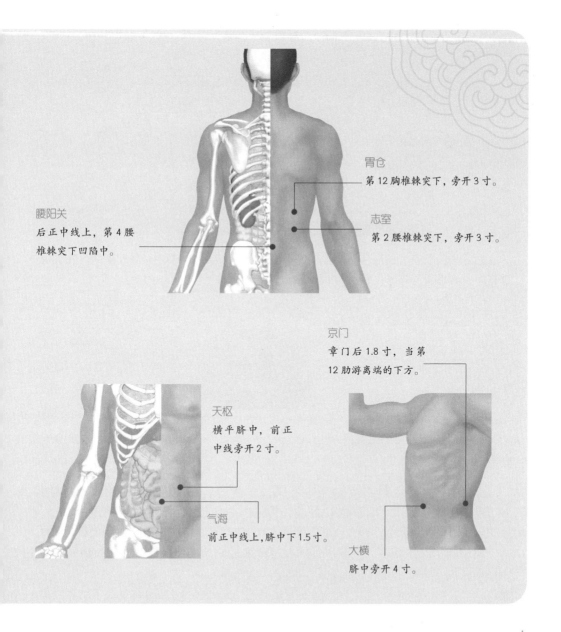

胃仓
第 12 胸椎棘突下，旁开 3 寸。

志室
第 2 腰椎棘突下，旁开 3 寸。

腰阳关
后正中线上，第 4 腰椎棘突下凹陷中。

京门
章门后 1.8 寸，当第 12 肋游离端的下方。

天枢
横平脐中，前正中线旁开 2 寸。

气海
前正中线上，脐中下 1.5 寸。

大横
脐中旁开 4 寸。

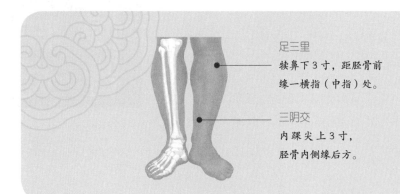

足三里
犊鼻下3寸，距胫骨前
缘一横指（中指）处。

三阴交
内踝尖上3寸，
胫骨内侧缘后方。

拔罐治疗

将罐吸拔在患者的天枢、气海、腰阳关、足三里、三阴交及第11~12胸椎棘突间、第1~2腰椎棘突间。留罐15~20分钟，每日或隔日1次。

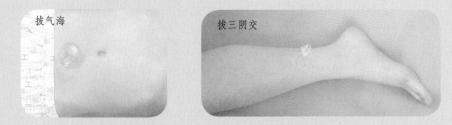

拔气海

拔三阴交

把罐吸拔在患者的志室、胃仓、京门、大横，留罐10分钟，每日1次。在拔罐过程中，若患者身体不适应，立即取罐，休息后再拔。

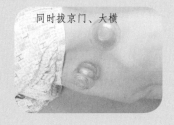

同时拔京门、大横

食疗良方

黄芪粥：生黄芪30~60克，粳米60克，陈皮末10克。先将黄芪煎汤去渣，然后放入粳米煮成粥，粥成时加入陈皮末即可。本方能改善肾脏功能，增强体质。

芡实白果粥：芡实30克，白果10克，糯米30克。将白果去壳，与芡实、糯米共入锅中加水熬煮成粥。本方对肾病属脾虚湿盛而见小便淋浊者有益，尿中大量蛋白排出者可长期服用。

　　癫痫，俗称"脑痫""羊痫""羊角风""猪脚疯"，是大脑神经元突发性异常放电，导致短暂的大脑功能障碍的一种慢性疾病。癫痫发作是指大脑神经元异常和过度超同步化放电所造成的临床现象。中医认为，风、火、痰、瘀导致心、肝、脾、肾脏气失调，肝肾阴虚，阴虚则阳亢，阳亢则肝风内动，亢而热盛，热盛化火，火极生风，风火相助为患，另脾虚失运、清气不升、浊气下降则痰涎内结、痰迷心窍、心血不遂而瘀、瘀则经络不通、痰阻血瘀上扰清窍，终致癫痫发作。在相关穴位上拔罐可开窍醒神、息风止痉。

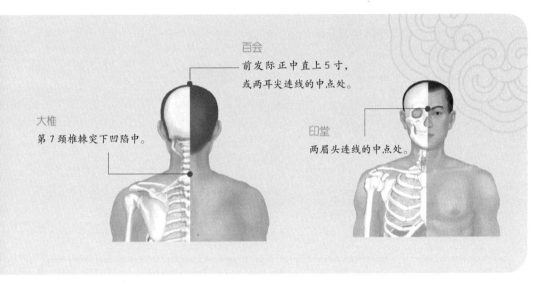

百会
前发际正中直上5寸，或两耳尖连线的中点处。

大椎
第7颈椎棘突下凹陷中。

印堂
两眉头连线的中点处。

拔罐治疗

　　1. 大椎、百会、印堂任选一穴消毒。同时，施罐者要安抚患者情绪，以免患者精神过于紧张而影响治疗效果。

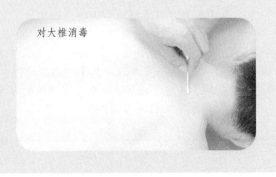

对大椎消毒

2. 消毒后，用 2 寸毫针以 30° 角针刺所选穴位，若患者有触电感并传至四肢，应立即出针。此操作要求施罐者一定要会针灸，且操作熟练。

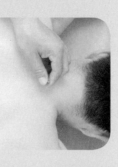

针刺大椎

3. 出针后，立即将罐吸拔在穴位上，留罐 10 分钟，两日 1 次。

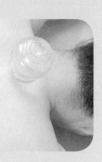

拔大椎

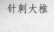

温馨小贴士
WEN XIN XIAO TIE SHI

对癫痫患者的日常护理中，我们需要注意以下几点。

1. 饮食。癫痫患者切忌过饥或过饱，勿暴饮暴食。应注意合理膳食，补充足够营养。

2. 睡眠、休息。癫痫患者应避免劳累，保证充足的睡眠。成人保证每天睡眠 7～9 小时，儿童 8～16 小时。

3. 活动、娱乐。癫痫患者可以参加适量运动，如散步、慢跑、羽毛球、网球、乒乓球等，若病情稳定，还可以打篮球、踢足球等。适当的体育活动可以增加神经细胞的稳定性，但不要过于激烈，如游泳、登山、跳水、赛车等。

4. 外出。癫痫患者外出时，一定要随身携带"癫痫治疗卡"，以方便急救和及时与家人取得联系。禁止去危险地带，避免去有强烈的音响、彩灯的地方，以免造成听觉、视觉等感官刺激而诱发癫痫。

糖尿病

　　糖尿病是一组以高血糖为特征的代谢性疾病。高血糖是由于胰岛素分泌缺陷或其生物作用受损，或两者兼有引起的。临床上早期无症状，至症状期才有多食、多饮、多尿、烦渴、善饥、消瘦或肥胖、疲乏无力等症。久病者常伴发心脑血管、肾、眼及神经等病变。中医认为，糖尿病的基本病机是阴虚燥热，津液不足，病变涉及肺、胃、肾，亦可肺燥、胃热、肾虚同时存在。在相关穴位上拔罐、刮痧能清热润燥、养阴生津。

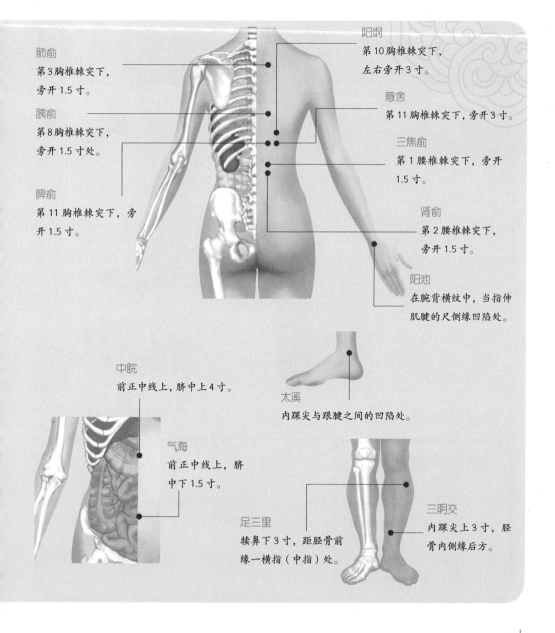

肺俞
第3胸椎棘突下，旁开1.5寸。

胰俞
第8胸椎棘突下，旁开1.5寸处。

脾俞
第11胸椎棘突下，旁开1.5寸。

阳纲
第10胸椎棘突下，左右旁开3寸。

意舍
第11胸椎棘突下，旁开3寸。

三焦俞
第1腰椎棘突下，旁开1.5寸。

肾俞
第2腰椎棘突下，旁开1.5寸。

阳池
在腕背横纹中，当指伸肌腱的尺侧缘凹陷处。

中脘
前正中线上，脐中上4寸。

太溪
内踝尖与跟腱之间的凹陷处。

气海
前正中线上，脐中下1.5寸。

足三里
犊鼻下3寸，距胫骨前缘一横指（中指）处。

三阴交
内踝尖上3寸，胫骨内侧缘后方。

拔罐治疗

分别在患者肺俞、脾俞、三焦俞、肾俞、足三里、三阴交、太溪拔罐10分钟，每日1次。拔罐时可根据患者状况一次把罐全部吸拔在上述穴位上，也可分开拔罐，即拔完一个穴位再拔另一个穴位。

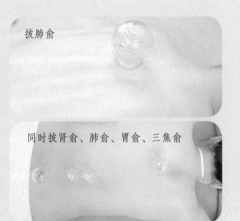
拔肺俞

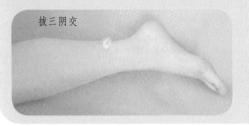
拔三阴交

同时拔肾俞、肺俞、胃俞、三焦俞

刮痧治疗

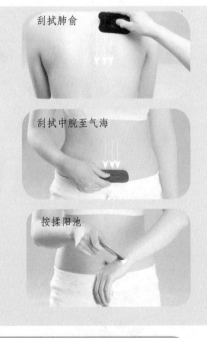
刮拭肺俞

1. 用面刮法从上向下刮拭背部双侧肺俞、胰俞、脾俞至肾俞，以及阳纲至意舍。
2. 用面刮法从上向下刮拭腹部中脘至气海。
3. 用平面按揉法按揉腕部阳池。
4. 用面刮法刮拭足三里、三阴交。

刮拭中脘至气海

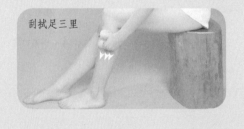
刮拭足三里

按揉阳池

温馨小贴士
WEN XIN XIAO TIE SHI

糖尿病患者一定要合理控制饮食，不吃过甜、过油的东西，少食多餐；营养要均衡，要限制脂肪的摄入，增加一定量的优质蛋白质；同时每日至少饮水2000毫升，多次少饮，以利于体内代谢毒物的排泄，改善血液循环和淋巴循环，降低血黏度，减少糖尿病并发症的形成。此外，合理的运动和良好的心态，对病情的好转都有积极的推动作用。

免疫力是人体自身的防御机制，如果一个人的免疫力低，他就会经常生病，同时恢复的时间也要比别人慢。相反，如果一个人的免疫力提高了，那么不仅不容易得病，而且抵抗力也会增强很多。可以说人要想健康，增强免疫力是很重要的。艾灸以下穴位可健运脾胃、培元固本，从而增强免疫力。

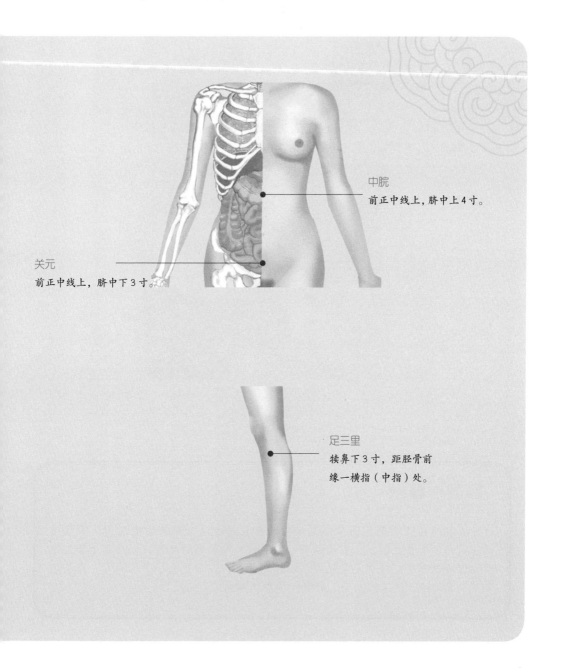

中脘
前正中线上，脐中上4寸。

关元
前正中线上，脐中下3寸。

足三里
犊鼻下3寸，距胫骨前
缘一横指（中指）处。

艾灸治疗

1. 用回旋灸法灸关元、中脘。手执艾条以点燃的一端对准施灸部位，距离皮肤1.5～3厘米，以感到施灸处温热、舒适为度。每日灸1次，每次灸5～15分钟。

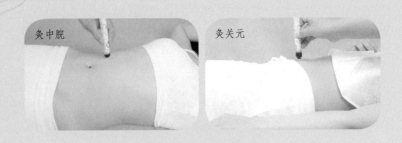

灸中脘　　　　　　　　灸关元

2. 用温和灸法灸足三里。点燃艾条，以点燃的一端对准施灸部位，距离皮肤1.5～3厘米，以感到施灸处温热、舒适为度，灸至皮肤产生红晕为止。隔日灸1次，每次灸3～15分钟。最好在每晚临睡前灸。

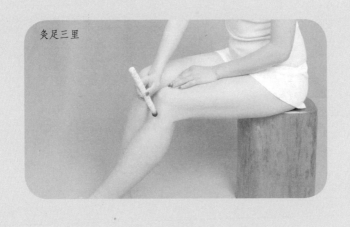

灸足三里

温馨小贴士
WEN XIN XIAO TIE SHI

　　日常饮食调理是提高人体免疫力的最理想方法。坚持均衡饮食，多喝酸奶（酸奶中含益生菌）；多饮温开水，温开水对人体的新陈代谢有着十分理想的生理活性作用，特别是晨起的第一杯温开水，尤为重要；多吃海鲜，海鲜中含有丰富的铁、锌、镁、硒、铜等，经常食用能提高免疫力。

类风湿性关节炎是一种以关节病变为主要特征的慢性、全身性、免疫系统异常的疾病。早期有游走性的关节疼痛、肿胀和功能障碍，晚期则出现关节僵硬、畸形、肌肉萎缩和功能丧失。本病多发于青壮年人群，女性多于男性，起病缓慢，前期有反复发作的上呼吸道感染史，而后先有单个关节疼痛，然后发展成多个关节疼痛；病变常从四肢远端的小关节开始，且左右基本对称；病程大多迁延多年，在进程中有多次缓解和复发交替的特点，有时缓解期可持续很长时间。在相关穴位上拔罐、刮痧能祛寒除湿、改善局部的血液循环、加强新陈代谢，从而减轻症状。

类风湿性关节炎

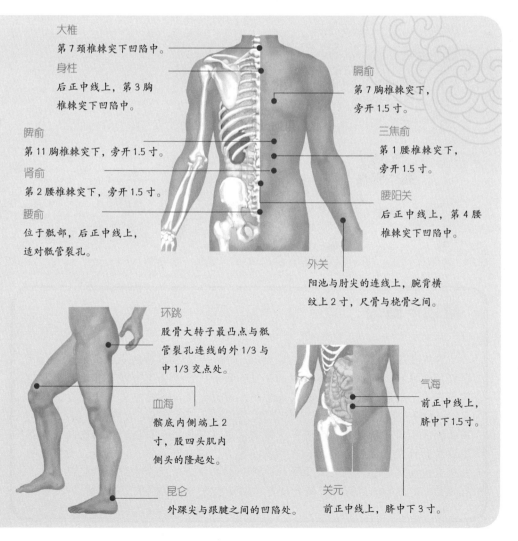

大椎
第7颈椎棘突下凹陷中。

身柱
后正中线上，第3胸椎棘突下凹陷中。

脾俞
第11胸椎棘突下，旁开1.5寸。

肾俞
第2腰椎棘突下，旁开1.5寸。

腰俞
位于骶部，后正中线上，适对骶管裂孔。

膈俞
第7胸椎棘突下，旁开1.5寸。

三焦俞
第1腰椎棘突下，旁开1.5寸。

腰阳关
后正中线上，第4腰椎棘突下凹陷中。

外关
阳池与肘尖的连线上，腕背横纹上2寸，尺骨与桡骨之间。

环跳
股骨大转子最凸点与骶管裂孔连线的外1/3与中1/3交点处。

血海
髌底内侧端上2寸，股四头肌内侧头的隆起处。

昆仑
外踝尖与跟腱之间的凹陷处。

气海
前正中线上，脐中下1.5寸。

关元
前正中线上，脐中下3寸。

拔罐治疗

　　四组穴位：①大椎、膈俞、脾俞、血海、气海；②外关；③环跳、昆仑；④身柱、腰阳关。如果是上肢有病证，就取①②组穴位；如果是下肢有病证，就取①③组穴位；如果是脊柱有病证就取①④组穴位。根据患者病情选择对应的穴位，然后让患者选择合适的体位，各穴拔罐后留罐10分钟，每日1次，5次为1个疗程。

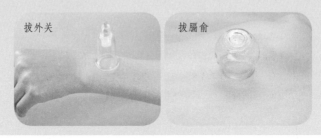

拔外关　　　　　　　　拔膈俞

刮痧治疗

1. 用面刮法从上向下刮拭大椎至腰俞。
2. 用面刮法从上向下刮拭肾俞。
3. 用面刮法从上向下或从里向外做重点刮拭肘关节与膝关节疼痛点。

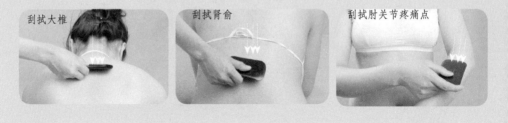

刮拭大椎　　　　　　刮拭肾俞　　　　　　刮拭肘关节疼痛点

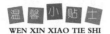
温馨小贴士
WEN XIN XIAO TIE SHI

　　类风湿性关节炎分为风寒湿痹、瘀血阻滞、气血亏虚和肝肾亏虚4型。首先，食疗时宜根据不同证型，辨证调制粥饭、菜肴、汤羹、茶酒等。其次，食忌要因人而异。一般而言，对生冷寒凉之物，通常类风湿性关节炎患者都宜谨慎食用，而对平常所谓的"发物"，如大葱、洋葱、小葱、生姜、大蒜等要因人而异，不必拘泥于通常所谓的"发物"，否则，若过分忌口，会使人体所需的营养得不到及时补充，反而会削弱机体的抗病能力，以致营养不良。最后，类风湿性关节炎宜注意补钙。最佳的食源性钙是奶制品，日常饮食中钙含量较高的物品有排骨、虾米等。简易的补钙食谱有牛奶烧冬瓜、清炖排骨、糖醋排骨等。

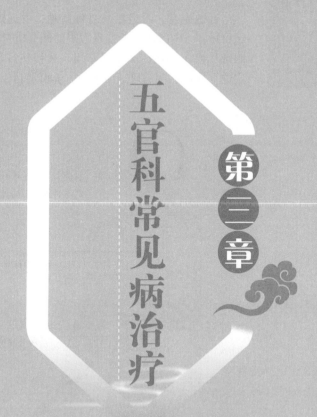

第三章　五官科常见病治疗

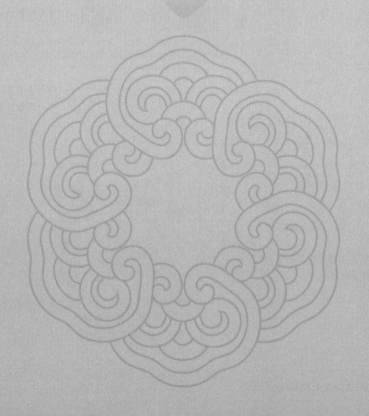
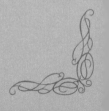

近视

近视患者，看近距离目标清晰，看远模糊，以凹球面透镜可矫正。中医认为近视是因眼部调节功能失常、肝气不足、眼部气血不畅或后天用眼不当、久视伤目等导致的。在相关穴位上拔罐、刮痧可通络活血，养肝明目。

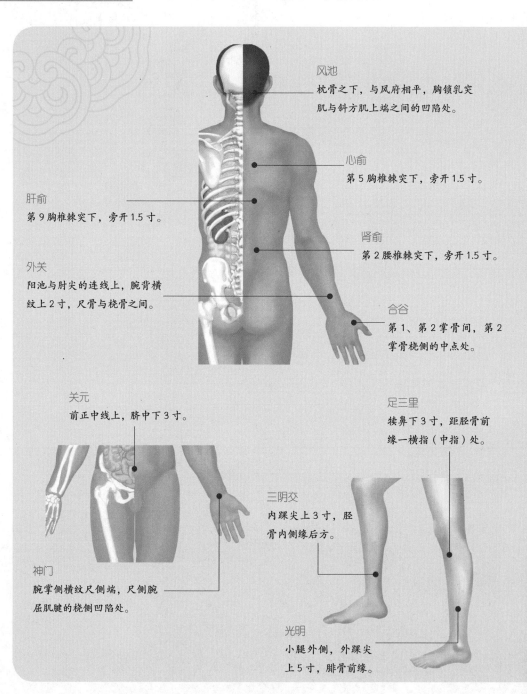

风池
枕骨之下，与风府相平，胸锁乳突肌与斜方肌上端之间的凹陷处。

心俞
第5胸椎棘突下，旁开1.5寸。

肝俞
第9胸椎棘突下，旁开1.5寸。

肾俞
第2腰椎棘突下，旁开1.5寸。

外关
阳池与肘尖的连线上，腕背横纹上2寸，尺骨与桡骨之间。

合谷
第1、第2掌骨间，第2掌骨桡侧的中点处。

关元
前正中线上，脐中下3寸。

足三里
犊鼻下3寸，距胫骨前缘一横指（中指）处。

三阴交
内踝尖上3寸，胫骨内侧缘后方。

神门
腕掌侧横纹尺侧端，尺侧腕屈肌腱的桡侧凹陷处。

光明
小腿外侧，外踝尖上5寸，腓骨前缘。

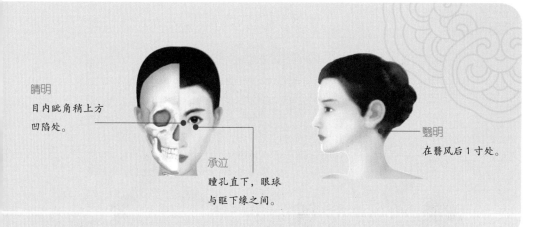

睛明
目内眦角稍上方
凹陷处。

承泣
瞳孔直下，眼球
与眶下缘之间。

翳明
在翳风后1寸处。

拔罐治疗

1. 把罐吸拔在患者神门、合谷、外关、足三里、关元5个穴位上，留罐10分钟左右，以皮肤潮红为度。

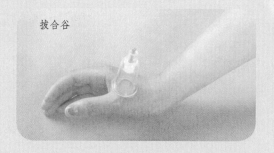

拔合谷

2. 上述操作结束后，用走罐法在患者心俞、肝俞、肾俞连续走罐，每日或隔日1次，10次为1个疗程。

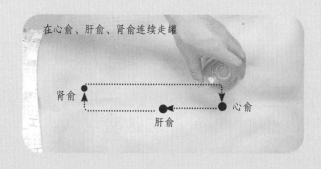

在心俞、肝俞、肾俞连续走罐

肾俞

肝俞

心俞

刮痧治疗

1. 用垂直按揉法按揉睛明，再用平面按揉法按揉承泣。
2. 用单角刮法刮拭颈部翳明、风池。
3. 用面刮法从上向下刮拭背部肝俞、肾俞。
4. 用平面按揉法按揉合谷。
5. 用平面刮法从上向下刮拭下肢足三里、光明、三阴交。

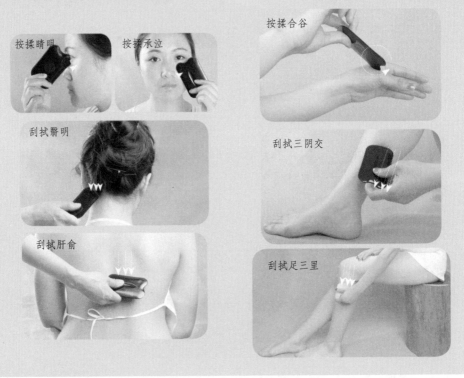

按揉睛明　按揉承泣　按揉合谷
刮拭翳明　刮拭三阴交
刮拭肝俞　刮拭足三里

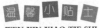

温馨小贴士
WEN XIN XIAO TIE SHI

　　近视患者的日常护理中，需要注意以下几点。

　　1. 经常食用补肝肾、益气血的食品，如动物肝、肾、眼，鱼，水果（如龙眼、葡萄、桑葚），谷物（如芝麻），坚果（如核桃），中药（如决明子、枸杞子）等，对防治近视眼有一定的效果。

　　2. 远离光污染。研究表明，受到光污染的视觉环境可对人眼的角膜和虹膜造成伤害，引起视疲劳和视力下降。

　　3. 睡前护理。坚持每天用眼霜按摩是最好的舒缓方法。涂抹眼霜时搭配眼部按摩操，滋润效果会加倍。

青光眼是指眼内压间断或持续升高的一种眼病。持续的高眼压可以给眼球各部分组织和视功能带来损害，如不及时治疗，视野可以全部丧失而至失明。青光眼是导致人类失明的三大致盲眼病之一，总人群发病率为1%，45岁以后为2%。中医认为青光眼是由于风火痰郁及阴阳失调，引起气血失和，经脉不利，目中玄府闭塞，珠内气血津液不行所致。在相关穴位上拔罐可补益肝肾、行气活血、疏通眼络。

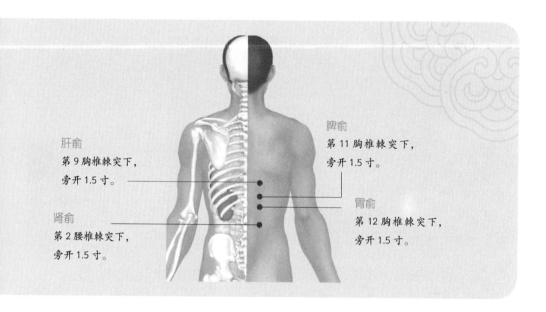

肝俞
第9胸椎棘突下，旁开1.5寸。

脾俞
第11胸椎棘突下，旁开1.5寸。

肾俞
第2腰椎棘突下，旁开1.5寸。

胃俞
第12胸椎棘突下，旁开1.5寸。

拔罐治疗

1. 在患者背部涂抹润滑油，以免走罐时拉伤皮肤。

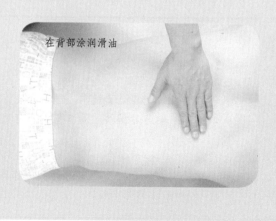

在背部涂润滑油

2. 用闪火法将罐吸拔在背部，再用手握住罐体，按顺时针方向边旋转边向前推进，从肝俞推至肾俞。如此反复推至皮肤变得潮红为度。

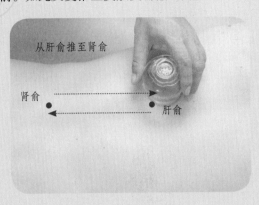

从肝俞推至肾俞

肾俞 肝俞

3. 走罐完成后，分别把罐吸拔在肝俞、脾俞、胃俞、肾俞，留罐15 ~ 20分钟，3日1次，10次为1个疗程。

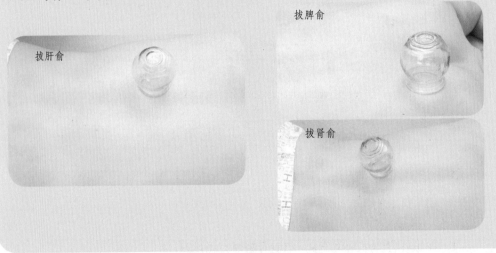

拔脾俞

拔肝俞

拔肾俞

温馨小贴士
WEN XIN XIAO TIE SHI

青光眼患者在预防和护理方面要注意以下几点。

1. 少量多次饮水，总量不变。一次性大量饮水会迅速升高眼压。

2. 适量饮酒，同时戒烟。不鼓励患者喝酒。注意戒烟，尼古丁对视网膜有毒害作用。

3. 有氧运动好，坚持控眼压。如散步半个小时左右，可使眼压降低。

4. 不宜侧卧，适当抬高下肢。侧卧会增加眼压，对正常眼压青光眼患者来说，平时应注意升高颅内压，如睡觉时抬高下肢。

白内障

　　白内障是发生在眼球里面晶状体上的一种疾病。任何晶状体的混浊都可称为白内障，但是当晶状体混浊较轻时，没有明显地影响视力而不被人发现或被忽略，没有列入白内障行列。根据调查，白内障是最常见的致盲和视力残疾的原因。中医认为，老年性白内障多因老年人肝肾不足、脾气虚衰或心气不足、气虚火衰，致使精气不能上荣于目，导致晶状体出现营养供给障碍而引起的。在以下穴位拔罐、刮痧可补肝益肾、通经活络。

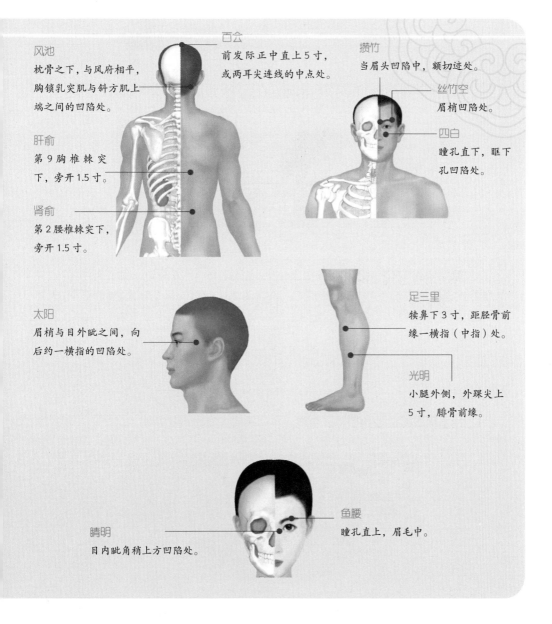

风池
枕骨之下，与风府相平，胸锁乳突肌与斜方肌上端之间的凹陷处。

百会
前发际正中直上5寸，或两耳尖连线的中点处。

攒竹
当眉头凹陷中，额切迹处。

丝竹空
眉梢凹陷处。

肝俞
第9胸椎棘突下，旁开1.5寸。

四白
瞳孔直下，眶下孔凹陷处。

肾俞
第2腰椎棘突下，旁开1.5寸。

太阳
眉梢与目外眦之间，向后约一横指的凹陷处。

足三里
犊鼻下3寸，距胫骨前缘一横指（中指）处。

光明
小腿外侧，外踝尖上5寸，腓骨前缘。

睛明
目内眦角稍上方凹陷处。

鱼腰
瞳孔直上，眉毛中。

拔罐治疗

1. 先选择两组穴位，第一组：肝俞、肾俞、风池、光明；第二组：百会、攒竹、丝竹空、太阳、四白。

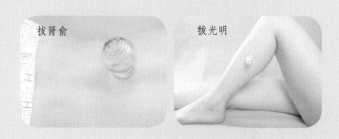

拔肾俞　　　　　　　拔光明

2. 用刮痧板刮拭上面两组穴位皮肤，直至皮肤出现紫红色痧痕。

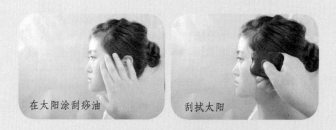

在太阳涂刮痧油　　　　　　刮拭太阳

3. 取第一组穴位，把罐吸拔在穴位上，留罐 15 ~ 20 分钟。第二组穴位，只刮痧不拔罐。这样的治疗每两日 1 次，10 次为 1 个疗程，每个疗程之间间隔 5 天。

刮痧治疗

1. 用平面按揉法按揉攒竹、鱼腰，再用垂直按揉法按揉晴明。

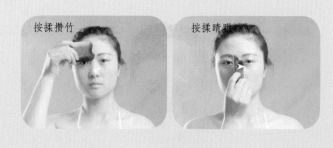

按揉攒竹　　　　　　　按揉晴明

2. 用单角刮法刮拭颈部风池。

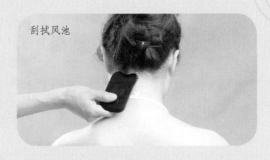

刮拭风池

3. 用面刮法从上向下刮拭背部肝俞、肾俞。

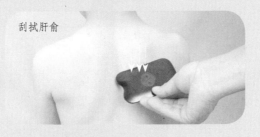

刮拭肝俞

4. 用面刮法从上向下刮拭足三里。

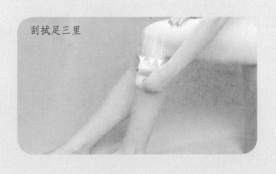

刮拭足三里

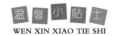
温馨小贴士
WEN XIN XIAO TIE SHI

　　用拔罐、刮痧治疗老年性白内障疗程较长，需坚持治疗，并应适当配合药物治疗。刮痧治疗时，头面部穴位手法不宜过重，下肢及背部穴位的手法可稍重一些。严重的白内障可考虑手术治疗。

慢性鼻炎是指鼻腔黏膜及黏膜下层的慢性炎症。慢性鼻炎主要是由急性鼻炎反复发作或失治造成。此外，慢性扁桃体炎、鼻中隔偏曲、鼻窦炎及邻近组织病灶的反复感染，有害气体、粉尘、花粉等长期刺激，皆可引发本病。主要症状有突发性鼻痒、连续喷嚏、鼻塞流涕、分泌物增多、嗅觉减退、咽喉干燥，伴有头痛、头晕等。中医认为，慢性鼻炎主要是由于人体的气血阴阳失于平衡，寒、热之邪滞留，久病可以产生血瘀痰凝而引起的。拔罐以下穴位可通利鼻窍。

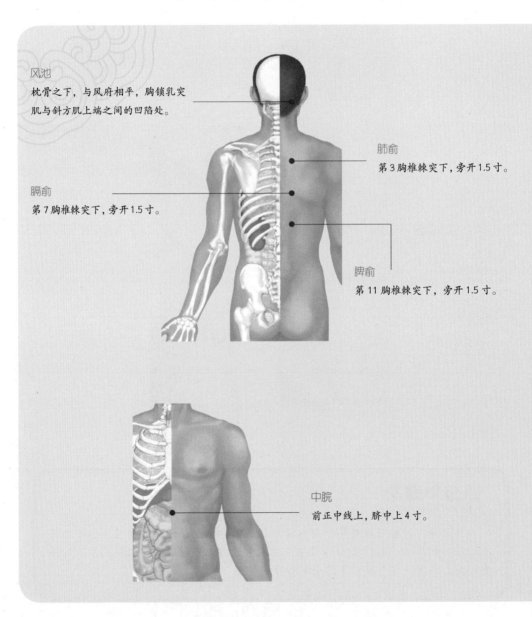

风池

枕骨之下，与风府相平，胸锁乳突肌与斜方肌上端之间的凹陷处。

肺俞

第3胸椎棘突下，旁开1.5寸。

膈俞

第7胸椎棘突下，旁开1.5寸。

脾俞

第11胸椎棘突下，旁开1.5寸。

中脘

前正中线上，脐中上4寸。

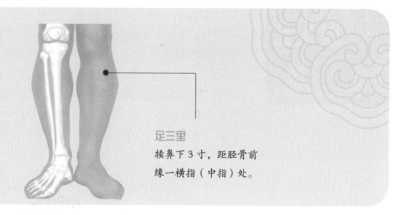

足三里

犊鼻下3寸，距胫骨前
缘一横指（中指）处。

拔罐治疗

有两组穴位，第一组：中脘、肺俞、膈俞；第二组：风池、脾俞、足三里。选择其中一组穴位，把罐吸拔在患者穴位上，留罐15～20分钟，每日1次，10次为1个疗程。每次拔罐选择其中一组穴位，两组穴位交替使用。

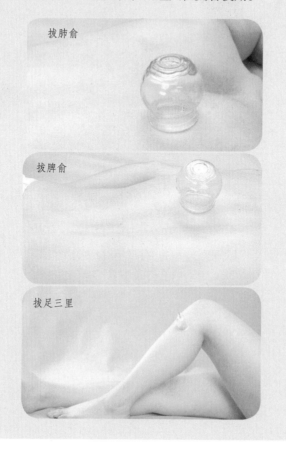

拔肺俞

拔脾俞

拔足三里

过敏性鼻炎

　　过敏性鼻炎又称变应性鼻炎，是鼻腔黏膜的变态性疾病，并可引起多种并发症。本病属中医"鼻渊""鼻鼽"范畴。中医认为，引起过敏性鼻炎的原因有内外之分。内因主要是患者的脏腑功能失调，肺、脾、肾等脏器出现虚损。在此基础上，如果再加上感受风寒、邪气侵袭等外在因素就会发病。按摩、艾灸以下穴位可调补正气、通利鼻窍。

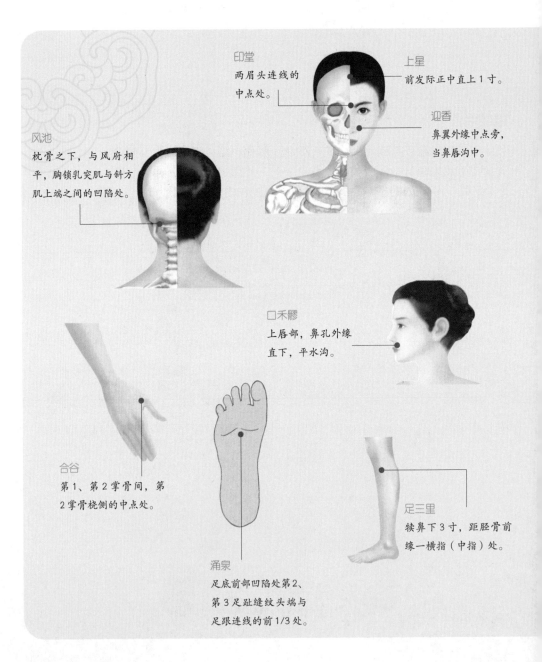

印堂
两眉头连线的中点处。

上星
前发际正中直上1寸。

迎香
鼻翼外缘中点旁，当鼻唇沟中。

风池
枕骨之下，与风府相平，胸锁乳突肌与斜方肌上端之间的凹陷处。

口禾髎
上唇部，鼻孔外缘直下，平水沟。

合谷
第1、第2掌骨间，第2掌骨桡侧的中点处。

足三里
犊鼻下3寸，距胫骨前缘一横指（中指）处。

涌泉
足底前部凹陷处第2、第3足趾缝纹头端与足跟连线的前1/3处。

按摩治疗

1. 按揉迎香、上星，按揉约 1 分钟，以局部出现酸、麻、胀感觉为佳。

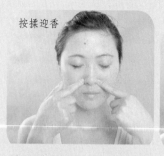
按揉迎香

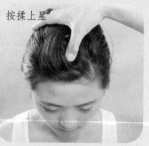
按揉上星

2. 推抹印堂、揉捏风池，以局部出现酸、沉、重、胀感为宜。每次按揉 10 分钟，早、晚各按揉 1 次。

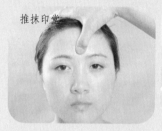
推抹印堂

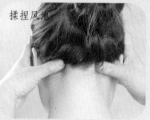
揉捏风池

3. 掐揉合谷、搓揉涌泉，以出现酸、麻、胀感觉为佳。

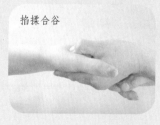
掐揉合谷

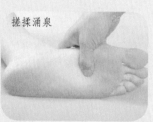
搓揉涌泉

辅助穴位：头面部攒竹、太阳，颈部大椎，上肢列缺、曲池，下肢足三里、三阴交。

艾灸治疗

1. 用温和灸法灸迎香、印堂、风池、口禾髎，以感到施灸处温热、舒适为度。每日灸1次，每次灸5～15分钟，灸至皮肤产生红晕为止。

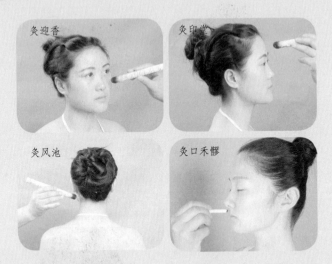

灸迎香　　灸印堂　　灸风池　　灸口禾髎

2. 用温和灸法灸合谷、足三里，每日灸1～2次，以感到施灸处温热、舒适为度。每次灸10～20分钟，6次为1个疗程。

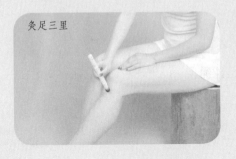

灸足三里

温馨小贴士
WEN XIN XIAO TIE SHI

　　预防过敏性鼻炎，首先要清除过敏原，避免接触。室内进行一次大扫除，把灰尘扫尽，把枕芯、被褥清洗干净，必要时被单、被面、枕芯都要用开水煮、太阳晒。要避免接触各种过敏原，包括各类粉尘、各种烟尘、花粉、蒲绒、荞麦皮枕芯、动物皮屑、禽类羽毛、昆虫翅毛等。有过敏体质的人尽量不使用化妆品，少用胶水，避开油漆，不进新装修的房屋。认真做到以上几点，就可以避免或减少发病。

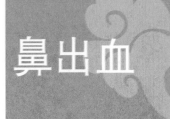

鼻出血可由外伤引起，也可由鼻病引起，如鼻中隔偏曲、鼻窦炎、肿瘤等；有些全身性疾病也是诱因，如高热、高血压等；妇女内分泌失调，在经期易鼻出血，称为"倒经"；天气干燥、气温高也可引起鼻出血。中医认为，鼻出血主要是由于（肺、胃、肝）火热偏盛，迫血妄行，血溢清道而出血。拔罐以下穴位可疏风清热、凉血止血。

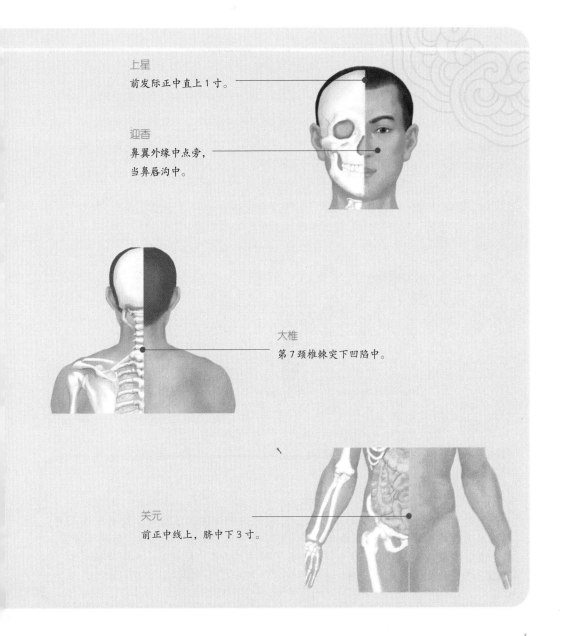

上星
前发际正中直上1寸。

迎香
鼻翼外缘中点旁，
当鼻唇沟中。

大椎
第7颈椎棘突下凹陷中。

关元
前正中线上，脐中下3寸。

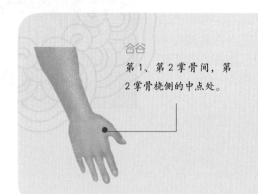

合谷

第1、第2掌骨间，第2掌骨桡侧的中点处。

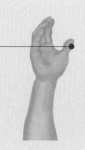

少商

拇指末节桡侧，距指甲角0.1寸。

拔罐治疗

1. 在患者大椎、上星刮痧，每个穴位刮拭30次左右。上星在人体头部，刮拭时不要太用力。

特别提示：15岁以下的青少年不要刮拭上星。

2. 刮痧结束后把罐吸拔在大椎上，留罐15～20分钟。

3. 拔罐结束后，再用刮痧板的一角点揉迎香、合谷、少商，每个穴位点揉30次左右，不拔罐。这样的治疗每日1次，5次为1个疗程。

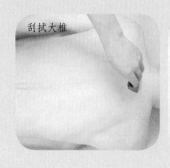

刮拭大椎

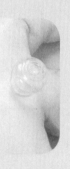

拔大椎

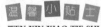

温馨小贴士

WEN XIN XIAO TIE SHI

鼻出血除了进行必要的治疗外，日常的饮食保健也很重要。饮食宜选用清淡且富含维生素、蛋白质、矿物质的食物，如荠菜、青菜、马兰头、莲藕、苹果、香蕉、雪梨、萝卜、花生米、苜蓿、白茅根、鲜芦根、绿豆等。忌食辛辣刺激、湿热香燥的食物，忌烟、酒。

慢性咽炎是指咽部黏膜、淋巴组织及黏液腺的弥漫性炎症。本病常反复发作，经久不愈，主要因急性咽炎治后病邪未完全清除，迁延而成；此外，上呼吸道感染、用嗓过度（唱歌、说话）、长期吸烟、饮酒等也可导致慢性咽炎。中医认为，慢性咽炎系风热喉痹反复发作，津液暗耗、虚火上炎，熏灼咽部，或肺阴不足等所致。拔罐以下穴位可清热利咽、消肿止痛。

慢 性
咽 炎

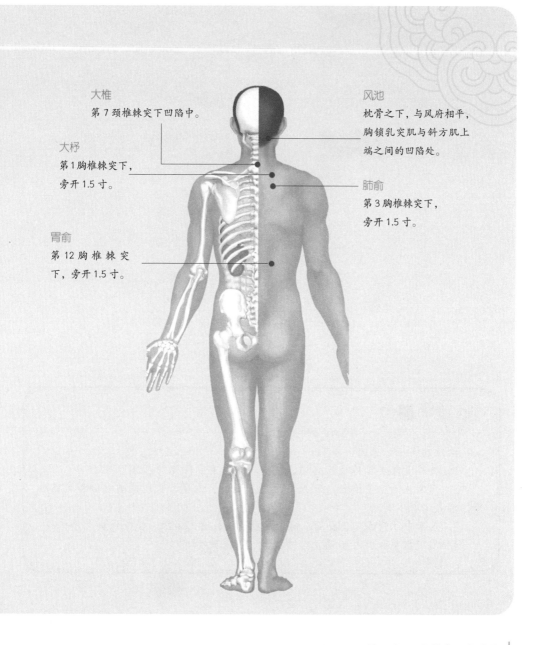

大椎
第 7 颈椎棘突下凹陷中。

风池
枕骨之下，与风府相平，胸锁乳突肌与斜方肌上端之间的凹陷处。

大杼
第 1 胸椎棘突下，旁开 1.5 寸。

肺俞
第 3 胸椎棘突下，旁开 1.5 寸。

胃俞
第 12 胸 椎 棘 突 下，旁开 1.5 寸。

1. 对患者大杼、风池、肺俞、胃俞进行消毒。

2. 用消过毒的三棱针点刺已消毒的穴位，至微出血。

3. 将罐吸拔在点刺过的穴位上，留罐 15 ~ 20 分钟。起罐后注意对穴位皮肤进行消毒，以免感染。这样的治疗每 2 日 1 次，10 次为 1 个疗程。

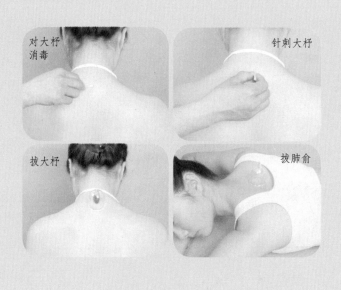

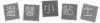
WEN XIN XIAO TIE SHI

治疗期间应注意以下事项。

1. 要尽量改善工作生活环境，减少粉尘、有害气体的刺激。

2. 日常生活中要适当控制用声，用声不当、过度及长期持续演讲和演唱对慢性咽炎治疗不利。

3. 生活中注意戒烟、戒酒，饮食注意清淡，避免辛辣、酸等强刺激调味品。

4. 要定期参加户外活动，努力提升自身免疫力。

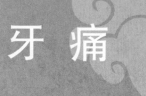

牙痛

　　牙痛，是口腔科牙齿疾病最常见的症状之一，其表现为牙龈红肿、遇冷热刺激而痛、面颊部肿胀等。牙痛大多由牙龈炎、牙周炎、蛀牙或折裂牙而导致牙髓（牙神经）感染所引起的。中医认为，牙痛是外感风邪、胃火炽盛、肾虚火旺、虫蚀牙齿等原因导致的。在相关穴位上拔罐、刮痧可祛风泻火、通络止痛。

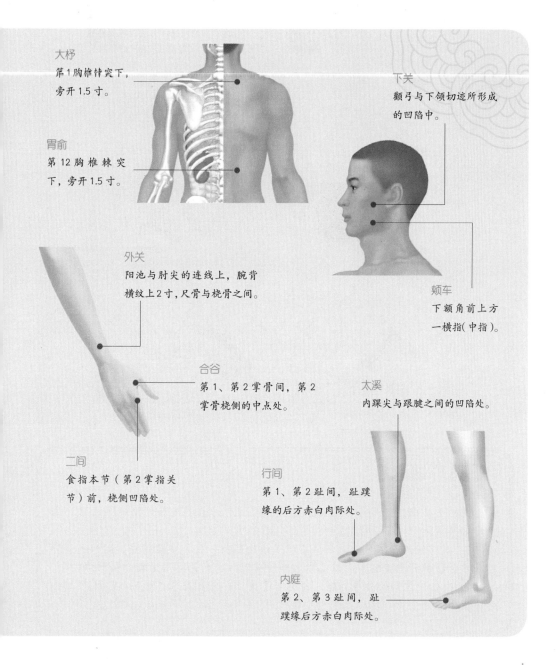

大杼
第1胸椎棘突下，旁开1.5寸。

下关
颧弓与下颌切迹所形成的凹陷中。

胃俞
第12胸椎棘突下，旁开1.5寸。

外关
阳池与肘尖的连线上，腕背横纹上2寸，尺骨与桡骨之间。

颊车
下颌角前上方一横指（中指）。

合谷
第1、第2掌骨间，第2掌骨桡侧的中点处。

太溪
内踝尖与跟腱之间的凹陷处。

二间
食指本节（第2掌指关节）前，桡侧凹陷处。

行间
第1、第2趾间，趾蹼缘的后方赤白肉际处。

内庭
第2、第3趾间，趾蹼缘后方赤白肉际处。

拔罐治疗

沿患者背部足太阳膀胱经的大杼至胃俞自上而下走罐，至皮肤潮红为度，每周2次。操作时，在排气后应立即走罐，否则不易移动，故不可先试探是否拔住再走罐。

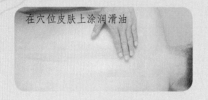

在穴位皮肤上涂润滑油

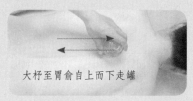

大杼至胃俞自上而下走罐

刮痧治疗

1. 用平面按揉法按揉面部下关、颊车。
2. 用面刮法刮拭外关、二间，用平面按揉法按揉合谷。
3. 用平面按揉法按揉太溪，用垂直按揉法按揉足背部行间、内庭。

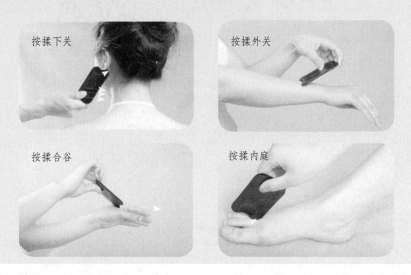

按揉下关　　　　　　按揉外关

按揉合谷　　　　　　按揉内庭

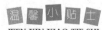

温馨小贴士
WEN XIN XIAO TIE SHI

要预防牙痛，一要有效防止蛀牙，二要防止牙龈萎缩和保证龈下清洁。生活中要坚持做到以下2点。

1. 减少或消除病原刺激物。减少或消除菌斑，改善口腔环境，因为创造清洁条件是防龋的重要环节。改善口腔环境最实际有效的办法是刷牙和漱口。

2. 减少或控制饮食中的糖。睡前不吃糖。多吃蔬菜、水果，以及含钙、磷、维生素等多的食物，要尽可能吃些粗粮。

复发性口腔溃疡

复发性口腔溃疡是口腔黏膜疾病中常见的溃疡性损害疾病，发作时疼痛剧烈，灼痛难忍。中医认为，本病是由于情志不遂、素体虚弱、外感六淫之邪致使肝失条达、脾失健运、肝郁气滞、郁热化火、虚火上炎、熏蒸于口而患病的。在相关穴位上艾灸、拔罐可滋阴清热、泻火止痛。

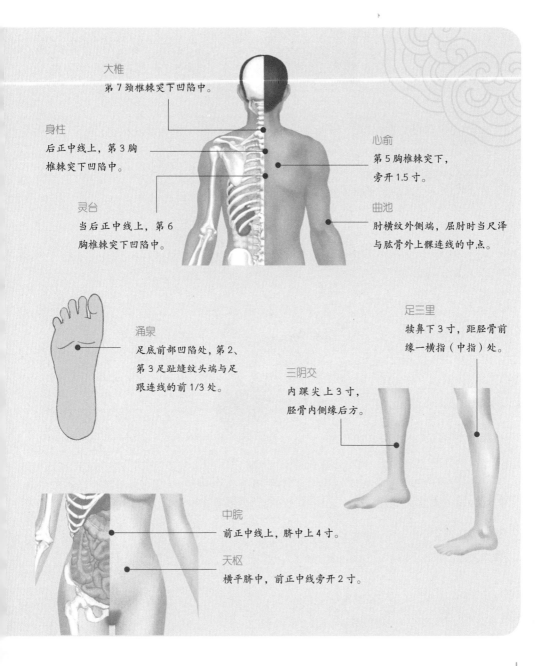

大椎
第7颈椎棘突下凹陷中。

身柱
后正中线上，第3胸椎棘突下凹陷中。

灵台
当后正中线上，第6胸椎棘突下凹陷中。

心俞
第5胸椎棘突下，旁开1.5寸。

曲池
肘横纹外侧端，屈肘时当尺泽与肱骨外上髁连线的中点。

涌泉
足底前部凹陷处，第2、第3足趾缝纹头端与足跟连线的前1/3处。

足三里
犊鼻下3寸，距胫骨前缘一横指（中指）处。

三阴交
内踝尖上3寸，胫骨内侧缘后方。

中脘
前正中线上，脐中上4寸。

天枢
横平脐中，前正中线旁开2寸。

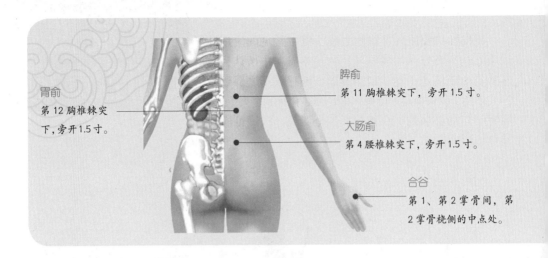

脾俞
第11胸椎棘突下，旁开1.5寸。

胃俞
第12胸椎棘突下，旁开1.5寸。

大肠俞
第4腰椎棘突下，旁开1.5寸。

合谷
第1、第2掌骨间，第2掌骨桡侧的中点处。

拔罐治疗

1. 对患者大椎、灵台、身柱、心俞、曲池、足三里、三阴交消毒，可选全部或一部分穴位，选穴根据患者体质而定。

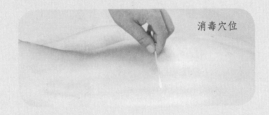

消毒穴位

2. 用消过毒的三棱针在所选穴位点刺 2 ~ 3 下，以微微出血为度。

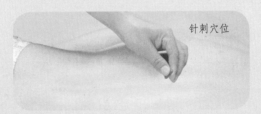

针刺穴位

3. 把罐吸拔在点刺过的穴位上，留罐 10 ~ 15 分钟，起罐后要对罐印皮肤进行护理，擦去血迹，进行消毒。这样的治疗每日或隔日 1 次。10 次为 1 个疗程。

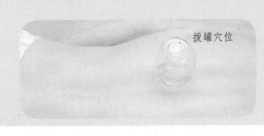

拔罐穴位

艾灸治疗

1. 采用温和灸法灸合谷、三阴交、足三里、涌泉，距离皮肤 1.5 ~ 3 厘米，以感到施灸处温热、舒适为度。每日灸 1 次，每次灸 5 ~ 10 分钟，灸至皮肤产生红晕为止。

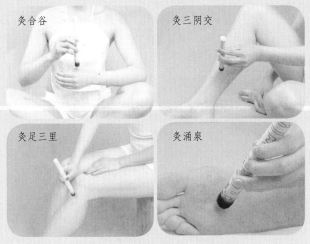

灸合谷　　灸三阴交

灸足三里　　灸涌泉

2. 便秘加灸天枢、大肠俞，每日灸 1 次，每次灸 5 ~ 10 分钟，一般 6 次为 1 个疗程。

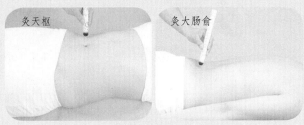

灸天枢　　灸大肠俞

3. 气血不足加灸胃俞、中脘、脾俞，每日灸 1 次，每次灸 5 ~ 10 分钟，一般 6 次为 1 个疗程。

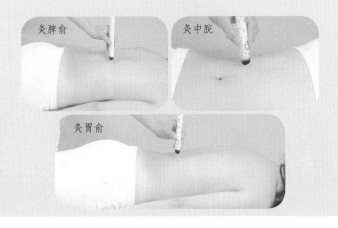

灸脾俞　　灸中脘

灸胃俞

耳 鸣

耳鸣是听觉功能紊乱而产生的一种临床症状，患者自觉耳内有声，鸣响不断，时发时止，重者可妨碍听觉。引发耳鸣的原因有很多，如耳部疾病使外耳道阻塞、内耳压力增高等。此外，心肺病、高血压、药物过敏等原因，会使内部噪声增大，超过正常范围，也导致耳鸣。中医认为，耳鸣的发生多为郁怒伤肝，肝火暴亢，循经上炎所致。在相关穴位上按摩、拔罐可疏风泻火、通络开窍。

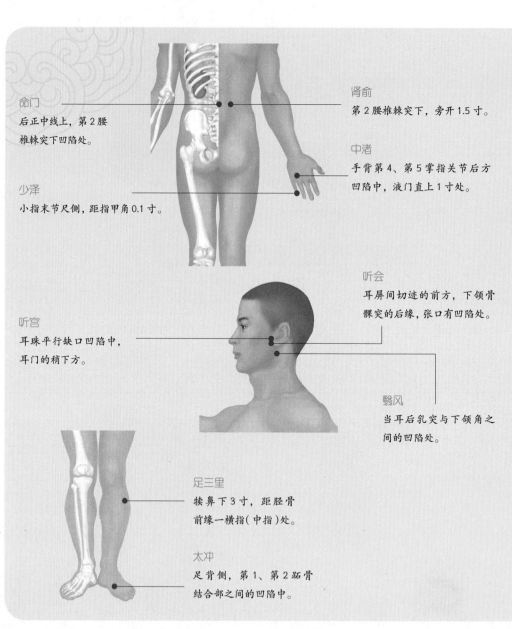

命门
后正中线上，第2腰椎棘突下凹陷处。

少泽
小指末节尺侧，距指甲角0.1寸。

肾俞
第2腰椎棘突下，旁开1.5寸。

中渚
手背第4、第5掌指关节后方凹陷中，液门直上1寸处。

听会
耳屏间切迹的前方，下颌骨髁突的后缘，张口有凹陷处。

听宫
耳珠平行缺口凹陷中，耳门的稍下方。

翳风
当耳后乳突与下颌角之间的凹陷处。

足三里
犊鼻下3寸，距胫骨前缘一横指（中指）处。

太冲
足背侧，第1、第2跖骨结合部之间的凹陷中。

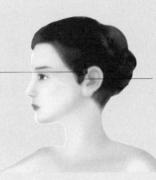

耳和髎

头侧部，当鬓发后缘，平耳根之前方，颞浅动脉后缘。

耳门

耳屏上切迹的前方，下颌骨髁状突后缘，张口有凹陷处。

按摩治疗

1. 按揉听宫、翳风、耳和髎、耳门，按顺时针方向按揉约2分钟，然后按逆时针方向按揉约2分钟，以局部有酸胀感为佳。

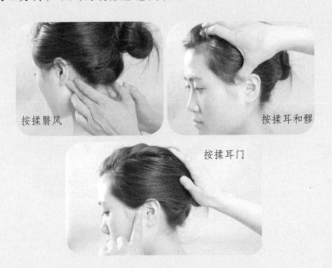

按揉翳风　　　　　　　　　　按揉耳和髎

按揉耳门

2. 点揉太溪，用拇指点压太溪30秒，随即按顺时针方向按揉约1分钟，然后按逆时针方向按揉约1分钟，以局部出现酸、麻、胀感为佳。

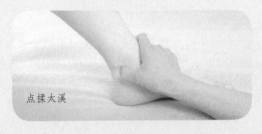

点揉太溪

辅助穴位：头面部听会；腰部肾俞、肓俞、大肠俞；上肢合谷、内关；下肢复溜、三阴交。

　　从听宫、听会、翳风、肾俞、命门、少泽、中渚、足三里、太冲中选择其中的5～6个穴位拔罐，留罐10分钟，隔日1次。所提供的穴位可交替使用，轮流拔罐。但身体强壮的患者也可一次拔完上述穴位，需依据个人身体状况而定。

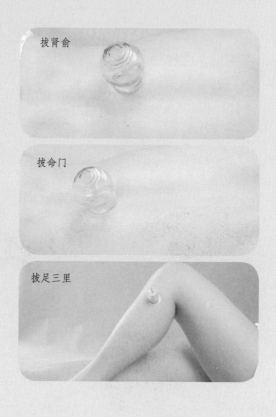

拔肾俞

拔命门

拔足三里

WEN XIN XIAO TIE SHI

　　在预防和护理方面要注意以下几点。
　　1. 应避免水、泪进入耳内，擦鼻涕时两鼻翼用手指交替压紧、释出。
　　2. 要注意调适情志，不大喜大悲，不暴怒暴怨，保持心态平衡，心情舒畅。
　　3. 加强营养，劳逸结合，睡眠充足，节制房事。
　　4. 需要注意日常饮食，多吃含铁丰富的食物，如紫菜、虾皮、豆制品等。多补充些含锌丰富的食物，如牡蛎、动物肝脏、粗粮等。

耳 聋

　　耳聋是指不同程度的听力减退，轻者耳失聪敏、听声不远或闻声不真，重则听力消失。本病常因内耳中耳炎、耳硬化、耳内肿瘤、药物中毒、内耳震荡及老年性耳聋等引发。中医认为，突发性耳聋多为气滞血瘀，耳部经络被瘀血所阻塞，清阳之气不能上达于耳窍，使得耳部的正常生理功能减退，从而引发耳聋等。拔罐以下穴位可补肾养窍。

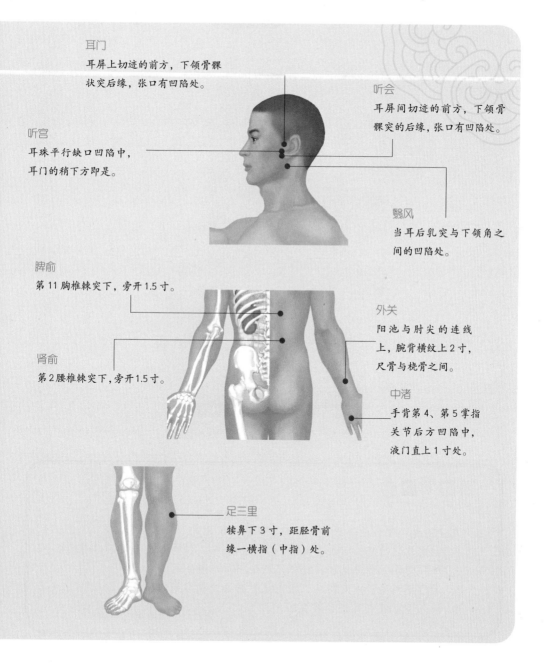

耳门
耳屏上切迹的前方，下颌骨髁状突后缘，张口有凹陷处。

听会
耳屏间切迹的前方，下颌骨髁突的后缘，张口有凹陷处。

听宫
耳珠平行缺口凹陷中，耳门的稍下方即是。

翳风
当耳后乳突与下颌角之间的凹陷处。

脾俞
第11胸椎棘突下，旁开1.5寸。

外关
阳池与肘尖的连线上，腕背横纹上2寸，尺骨与桡骨之间。

肾俞
第2腰椎棘突下，旁开1.5寸。

中渚
手背第4、第5掌指关节后方凹陷中，液门直上1寸处。

足三里
犊鼻下3寸，距胫骨前缘一横指（中指）处。

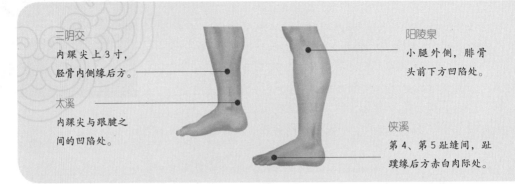

三阴交
内踝尖上 3 寸，
胫骨内侧缘后方。

太溪
内踝尖与跟腱之
间的凹陷处。

阳陵泉
小腿外侧，腓骨
头前下方凹陷处。

侠溪
第 4、第 5 趾缝间，趾
蹼缘后方赤白肉际处。

拔罐治疗

选择大小合适的罐具，把罐吸拔在耳门、听宫、翳风、听会、脾俞、肾俞、外关、中渚、阳陵泉、足三里、三阴交、太溪、侠溪上，留罐 10 ~ 15 分钟，隔日 1 次。注意拔罐的顺序，拔完一部位穴位再拔另外一部分。

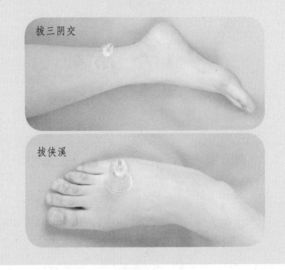

拔三阴交

拔侠溪

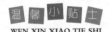

WEN XIN XIAO TIE SHI

在预防和护理方面耳聋患者特别要注意以下几点。
1. 注意调适情志，不大喜大悲，不暴怒暴怨，保持心态平衡，心情舒畅。
2. 加强营养，劳逸结合，睡眠充足，节制房事。
3. 治疗期间要多注意休息，避免接触有高分贝噪声的环境。
4. 经久不愈者常需要手术治疗。

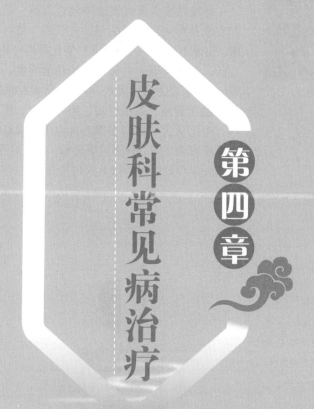

第四章 皮肤科常见病治疗

神经性皮炎

神经性皮炎又称慢性单纯性苔藓，是以阵发性皮肤瘙痒和皮肤苔藓化为特征的慢性皮肤病。情绪波动、精神过度紧张、焦虑不安、生活环境突然变化等均可使病情加重和反复。胃肠道功能障碍、内分泌系统功能异常、体内慢性病灶感染等，均可能成为致病因素。局部刺激如衣领过硬而引起的摩擦、化学物质刺激、蚊虫叮咬、阳光照射、搔抓等，均可诱发本病。中医认为，本病多因心火内生，脾经湿热，肺经风毒客于肌肤腠理之间，外感风湿热邪，以致阻滞肌肤，血虚生燥，肌肤失荣导致。拔罐以下穴位可疏风止痒、清热润燥。

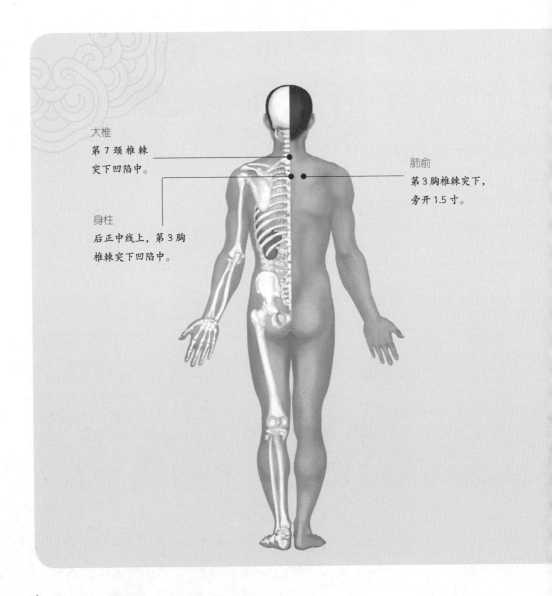

大椎
第7颈椎棘突下凹陷中。

肺俞
第3胸椎棘突下，旁开1.5寸。

身柱
后正中线上，第3胸椎棘突下凹陷中。

拔罐治疗

1. 对患者大椎、身柱、肺俞以及病灶部位消毒。

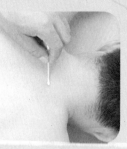
对大椎消毒

2. 消毒后，用三棱针点刺大椎、身柱、肺俞，以皮肤微出血为度。然后用三棱针对病灶处叩刺出血。

针刺大椎

3. 把罐吸拔在针刺过的穴位和病灶上，留罐 10 ～ 15 分钟。起罐后，要对拔罐部位皮肤消毒，以免感染。这样的治疗每 2 日 1 次。

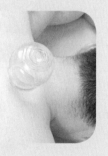
拔大椎

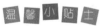
温馨小贴士
WEN XIN XIAO TIE SHI

在预防和护理方面患者要注意以下几点。

1. 放松情绪。要保持乐观心态，防止感情过激，特别是注意避免情绪紧张、焦虑、激动，生活力求有规律，注意劳逸结合。

2. 减少刺激。避免用力搔抓、摩擦及热水烫洗等方法来止痒。

3. 调节饮食。限制酒类、辛辣饮食，多吃蔬菜和水果，少吃甜食，控制脂肪摄入，保持大便通畅。

牛皮癣

　　牛皮癣，是一种常见的具有特征性皮损的慢性易于复发的炎症性皮肤病。初起为炎性红色丘疹，粟粒至绿豆大小，以后逐渐扩大或融合成为棕红色斑块，边界清楚，周围有炎性红晕，基底浸润明显，表面覆盖多层干燥的灰白色或银白色鳞屑。轻轻刮除表面鳞屑，逐渐露出一层淡红色发亮的半透明薄膜，称薄膜现象。再刮除薄膜，则出现小出血点，称点状出血现象。白色鳞屑、发亮薄膜和点状出血是诊断银屑病的重要特征，称为三联征。寻常型银屑病皮损从发生到最后消退大致可分为3个时期：进行期、静止期和退行期。中医认为，牛皮癣多因肝阴不足、肺气虚弱、外邪入侵所致。拔罐以下穴位可以祛风除湿、养血润燥、清热止痒。

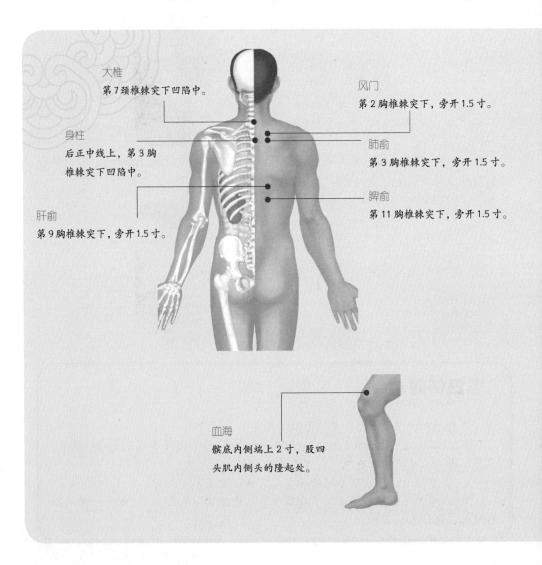

大椎
第7颈椎棘突下凹陷中。

风门
第2胸椎棘突下，旁开1.5寸。

身柱
后正中线上，第3胸椎棘突下凹陷中。

肺俞
第3胸椎棘突下，旁开1.5寸。

肝俞
第9胸椎棘突下，旁开1.5寸。

脾俞
第11胸椎棘突下，旁开1.5寸。

血海
髌底内侧端上2寸，股四头肌内侧头的隆起处。

拔罐治疗

1. 确定两组穴位，第一组为肺俞、脾俞、身柱、血海，第二组为大椎、风门、肝俞。选择一组穴位拔罐，对所选穴位消毒。

2. 用三棱针点刺已消毒穴位，以微微出血为度。建议体质虚寒的患者不要用刺络拔罐法，以免伤害身体。

3. 把罐吸拔在针刺过的穴位上，留罐 15 ~ 20 分钟。起罐后擦干净血迹，并消毒。这样的治疗每日 1 次，两组穴位交替使用。

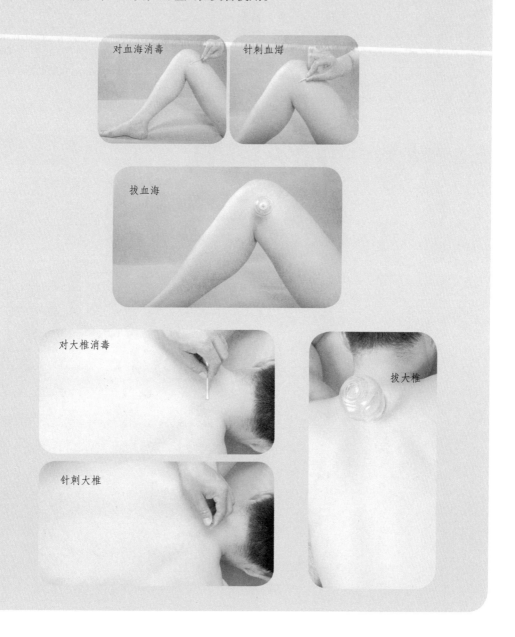

对血海消毒

针刺血海

拔血海

对大椎消毒

拔大椎

针刺大椎

白癜风

白癜风患者可见因皮肤色素脱失而发生的局限性白色斑片。本病好发于青壮年，儿童亦有之。中医认为，其多因七情内伤，肝气郁结，气机不畅，复感风湿之邪，搏于肌肤，致气血失和，血不荣肤导致。拔罐以下穴位可调节脏腑、祛除湿气，从而改善症状。

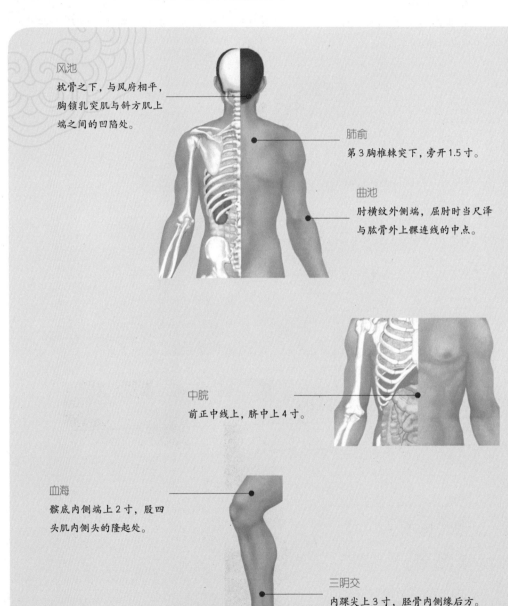

风池
枕骨之下，与风府相平，胸锁乳突肌与斜方肌上端之间的凹陷处。

肺俞
第3胸椎棘突下，旁开1.5寸。

曲池
肘横纹外侧端，屈肘时当尺泽与肱骨外上髁连线的中点。

中脘
前正中线上，脐中上4寸。

血海
髌底内侧端上2寸，股四头肌内侧头的隆起处。

三阴交
内踝尖上3寸，胫骨内侧缘后方。

拔罐治疗

把罐吸拔在风池、肺俞、曲池、中脘、血海、三阴交上，留罐10～15分钟，每日1次。根据患者体质，可同时拔罐，也可先拔一部分穴位，然后再拔另外一部分。

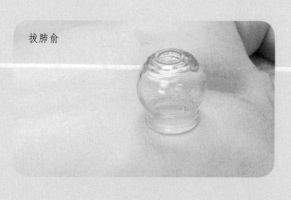

拔肺俞

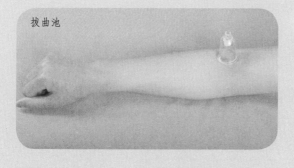

拔曲池

皮肤瘙痒症

皮肤瘙痒症是指无原发皮疹，但有瘙痒的一种皮肤病，中医称为风瘙痒。皮肤瘙痒症的病因尚不明了，多认为与某些疾病有关，如糖尿病、肝病、肾病等；同时还与一些外界因素刺激有关，如寒冷、湿热、化学纤维织物等。中医认为，本病多因湿热蕴于肌肤，或血虚肝旺、生风生燥、肌肤失养，或胆肝湿热下注，或感染滴虫毒邪，或病久脾虚、肝肾不足，或冲任不调、兼因湿热内蕴导致。在相关穴位艾灸、拔罐能行气活血、疏血止痒、祛风散寒、扶正祛邪。

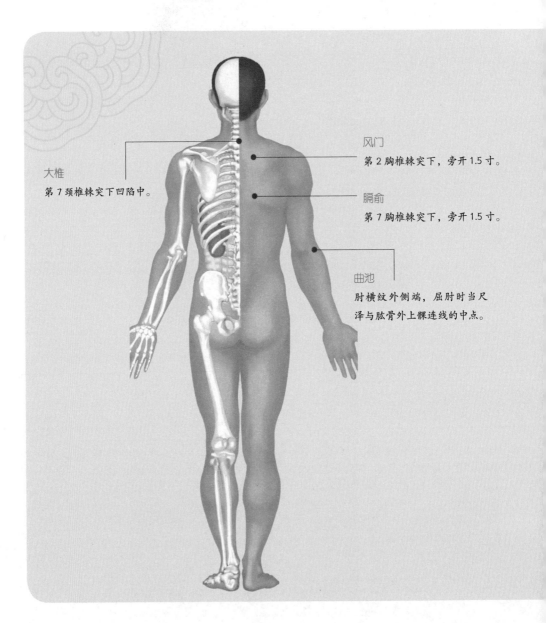

大椎
第 7 颈椎棘突下凹陷中。

风门
第 2 胸椎棘突下，旁开 1.5 寸。

膈俞
第 7 胸椎棘突下，旁开 1.5 寸。

曲池
肘横纹外侧端，屈肘时当尺泽与肱骨外上髁连线的中点。

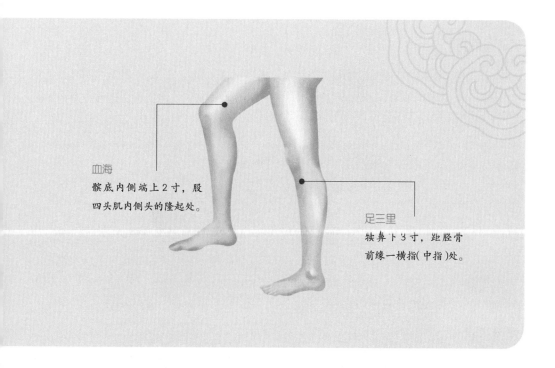

血海

髌底内侧端上 2 寸，股四头肌内侧头的隆起处。

足三里

犊鼻下 3 寸，距胫骨前缘一横指（中指）处。

拔罐治疗

　　将罐吸拔于大椎、风门、膈俞、曲池上。若这几处穴位皮肤有抓痕、血痂，要先对穴位皮肤消毒再拔罐。留罐 10 ~ 15 分钟，每日 1 次。起罐后，对拔罐处皮肤进行消毒，以免感染。

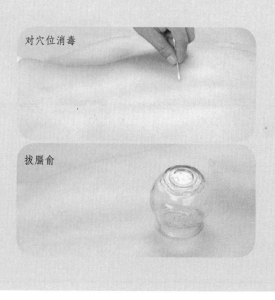

对穴位消毒

拔膈俞

1. 用回旋灸法灸膈俞。手执艾条，以点燃的一端对准施灸部位，距离皮肤 1.5 ~ 3 厘米，左右方向平行往复或反复旋转施灸，以感到施灸处温热、舒适为度。每日灸 1 ~ 2 次，每次灸 15 ~ 20 分钟，灸至皮肤产生红晕为止。

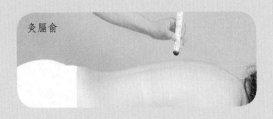

灸膈俞

2. 用温和灸法灸曲池、血海、足三里。点燃艾条，以点燃的一端对准施灸部位，距离皮肤 1.5 ~ 3 厘米，以感到施灸处温热、舒适为度。每日灸 1 次，每次灸 3 ~ 15 分钟，灸至皮肤产生红晕为止。

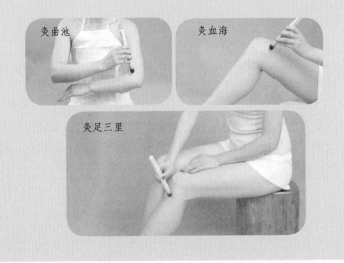

灸曲池　　　　　灸血海

灸足三里

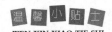
温馨小贴士
WEN XIN XIAO TIE SHI

　　患者平时还要注意穿柔软而宽松的内衣，宜穿棉制、丝织品，不宜穿毛制品。日常生活中注意皮肤卫生，还要避免搔抓、热水烫洗等，禁忌酒类、浓茶、咖啡及辛辣食品，少吃鱼、虾、蟹等动风发物，多吃蔬菜和水果，即可在拔罐、艾灸消除症状之后慢慢达到治愈的目的。顺便提醒一下，长期顽固性全身性瘙痒或老年性瘙痒患者要特别注意有无内脏疾患或恶性肿瘤存在。同时要注意外用的糖皮质激素类药物不宜长期大量使用。

带状疱疹是由水痘－带状疱疹病毒引起的急性感染性皮
肤病。由于病毒具有亲神经性，感染后可长期潜伏于脊髓神
经后根神经节的神经元内，当免疫力低下或劳累、感染、感
冒时，病毒可再次生长繁殖，并沿神经纤维移至皮肤，使受
侵犯的神经和皮肤产生强烈的炎症。中医认为，带状疱疹是
因为肝胆火盛及脾湿郁久，外感毒邪而发。拔罐以下穴位可
清利肝胆湿热、解毒止痛，从而达到治疗的目的。

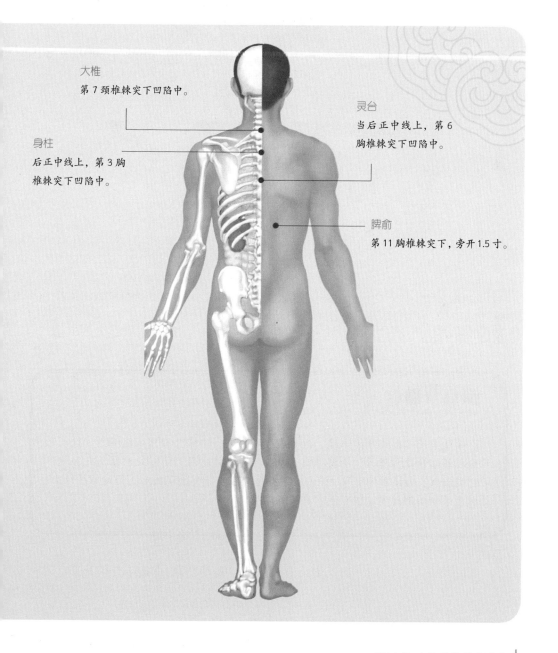

大椎
第7颈椎棘突下凹陷中。

身柱
后正中线上，第3胸
椎棘突下凹陷中。

灵台
当后正中线上，第6
胸椎棘突下凹陷中。

脾俞
第11胸椎棘突下，旁开1.5寸。

1. 对患者大椎、灵台、身柱、脾俞进行消毒。

2. 消毒后，用三棱针点刺已消毒的 4 个穴位，以微微出血为度。

3. 针刺后，取其中的 3 个穴位，将罐吸拔在穴位上，留罐 10～15 分钟，每日或隔日 1 次。

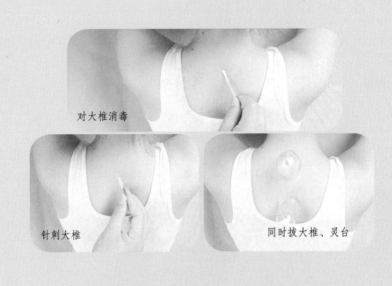

对大椎消毒

针刺大椎

同时拔大椎、灵台

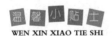
WEN XIN XIAO TIE SHI

　　带状疱疹可引起剧烈疼痛。患者在发病期间，常常会因为疼痛难忍，进而影响自己的心情及注意力。不要摩擦患处，避免水疱破裂。可外用中草药或乳酸依沙吖啶湿敷，促使水疱干燥、结痂。某些患者在皮损完全消失后，仍遗留神经痛，这时可采取局部封闭、理疗等方法缓解疼痛。

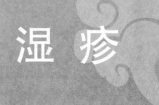

湿疹

　　湿疹是一种常见的过敏性炎症性皮肤病，好发于四肢屈侧、手、面、肛门、阴囊等处。急性期可出现皮肤潮红、皮疹、水疱、脓疱，有渗出、结痂和瘙痒；慢性期可出现鳞屑、苔藓等皮损，皮疹有渗出和融合倾向。中医认为，湿疹是由于素体脾虚，加之饮食失调，湿热内蕴或感受风、湿、热诸邪相搏于皮肤导致。在相关穴位上拔罐能健脾化湿、疏风止痒、扶正祛邪，从而减轻症状。

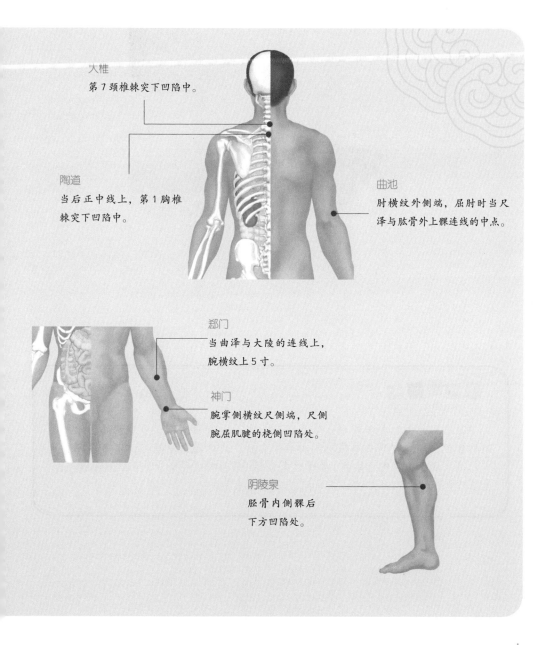

大椎
第 7 颈椎棘突下凹陷中。

陶道
当后正中线上，第 1 胸椎棘突下凹陷中。

曲池
肘横纹外侧端，屈肘时当尺泽与肱骨外上髁连线的中点。

郄门
当曲泽与大陵的连线上，腕横纹上 5 寸。

神门
腕掌侧横纹尺侧端，尺侧腕屈肌腱的桡侧凹陷处。

阴陵泉
胫骨内侧髁后下方凹陷处。

选择两组穴位，第一组为大椎、陶道、曲池、神门，第二组为阴陵泉、郄门。选择其中一组穴位，把罐吸拔在穴位上，留罐 10 ~ 15 分钟，两组穴位交替使用。这样的治疗每天 1 次。此法适用于湿热型湿疹。

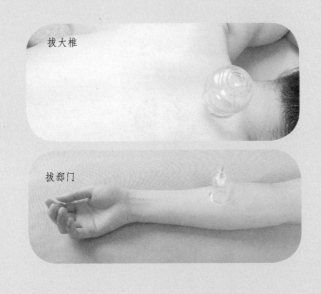

拔大椎

拔郄门

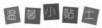

湿疹患者平时要多饮水，多食蔬菜、水果，少食油腻、煎炸食品，治疗期间忌食鱼、虾、蟹等及辛辣有刺激性的食物，戒烟酒；皮损部位不可暴晒，也不宜用热水烫洗和肥皂擦洗，尽量避免搔抓，若因搔破感染者，应配合药物外治；生活作息规律，保证足够睡眠时间，应避免过多熬夜。

荨麻疹又称风疹块，是一种常见的过敏性皮肤病。表现为皮肤出现红色或白色风团块，大小不一，小如芝麻，大如蚕豆，扁平凸起，时隐时现，奇痒难忍，如虫行皮中，灼热，抓搔后增大增多，融合成不规则形状。此病常可持续数小时或数十小时，消退后不留痕迹。急发性患者数小时至数天可愈，慢性患者可反复发作数月甚至数年。中医认为，荨麻疹主要是风、湿、热邪蕴于肌肤所致，或因血热又感外风而发病。在相关穴位拔罐能够散热除湿、扶正祛邪，增强机体抗病能力，从而加快痊愈速度。

荨麻疹

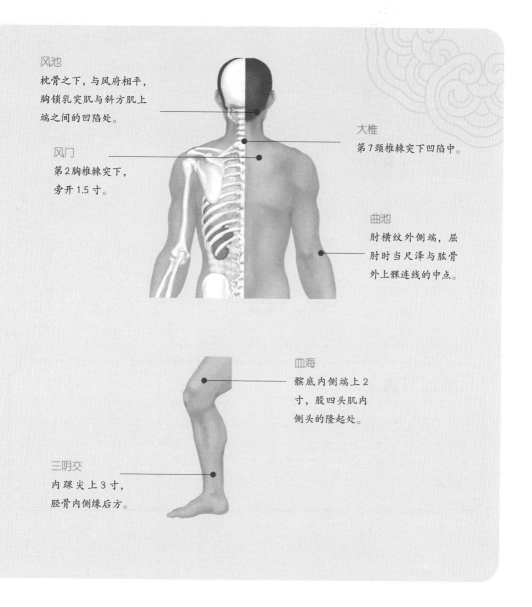

风池

枕骨之下，与风府相平，胸锁乳突肌与斜方肌上端之间的凹陷处。

风门

第2胸椎棘突下，旁开1.5寸。

大椎

第7颈椎棘突下凹陷中。

曲池

肘横纹外侧端，屈肘时当尺泽与肱骨外上髁连线的中点。

血海

髌底内侧端上2寸，股四头肌内侧头的隆起处。

三阴交

内踝尖上3寸，胫骨内侧缘后方。

拔罐治疗

1. 对风池、风门、大椎、血海、三阴交、曲池皮肤消毒。

2. 让患者取合适体位，大椎、曲池两穴用梅花针轻叩刺，以皮肤微微出血为度，之后拔罐，以有较多血点冒出皮肤为度。余穴用单纯拔罐法，留罐10分钟，每日1次，3次为1个疗程。患处局部水肿者，加拔阴陵泉和三阴交。

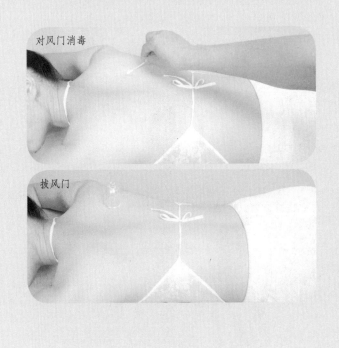

对风门消毒

拔风门

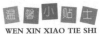

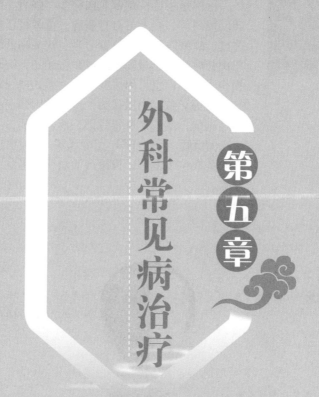

第五章

外科常见病治疗

落枕

　　落枕是指急性颈部肌肉痉挛、强直、酸胀、疼痛，头颈转动障碍等，轻者可自行痊愈，重者可迁延数周。可因劳累过度、睡眠时头颈部位置不当、枕头高低软硬不适，使颈部肌肉长时间处于过度伸展或紧张状态，引起颈部肌肉静力性损伤或痉挛；也可因风寒湿邪侵袭，或因外力袭击，或因肩扛重物等导致。中医认为，落枕常因颈筋受挫，气滞血瘀，不通则痛，或素体肝肾亏虚，筋骨萎弱，气血运行不畅，加之夜间沉睡，颈肩外露，感受风寒，气血痹阻，经络不通导致。在相关穴位上刮痧、拔罐可活血化瘀通络、祛风散寒、活血止痛。

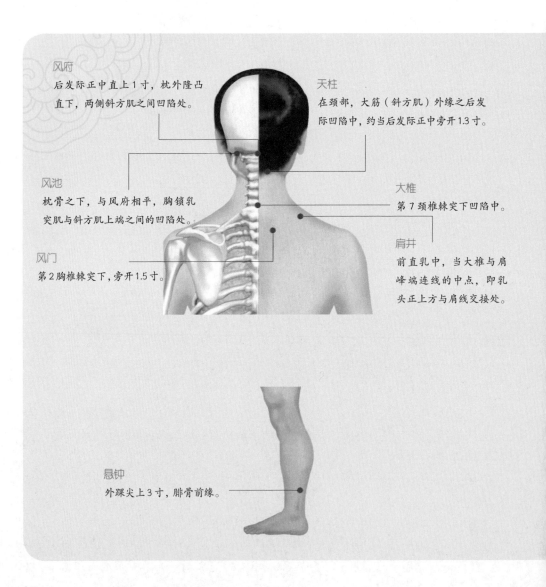

风府
后发际正中直上1寸，枕外隆凸直下，两侧斜方肌之间凹陷处。

天柱
在颈部，大筋（斜方肌）外缘之后发际凹陷中，约当后发际正中旁开1.3寸。

风池
枕骨之下，与风府相平，胸锁乳突肌与斜方肌上端之间的凹陷处。

大椎
第7颈椎棘突下凹陷中。

风门
第2胸椎棘突下，旁开1.5寸。

肩井
前直乳中，当大椎与肩峰端连线的中点，即乳头正上方与肩线交接处。

悬钟
外踝尖上3寸，腓骨前缘。

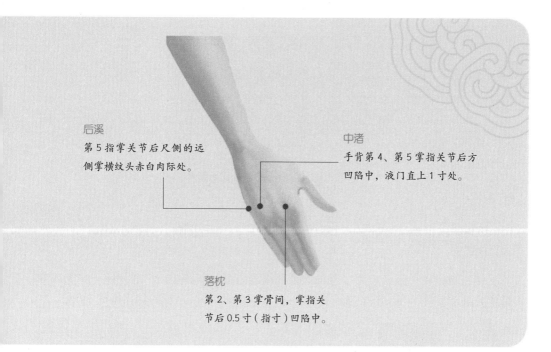

后溪
第5指掌关节后尺侧的远侧掌横纹头赤白肉际处。

中渚
手背第4、第5掌指关节后方凹陷中，液门直上1寸处。

落枕
第2、第3掌骨间，掌指关节后0.5寸（指寸）凹陷中。

刮痧治疗

1. 用单角刮法刮拭风池，用面刮法从风池刮至肩井，重点从内向外刮拭肩井。

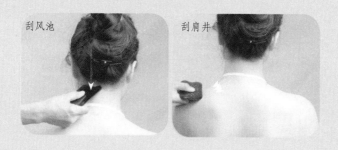

刮风池　　　刮肩井

2. 用面刮法从上向下分段刮拭风府至大椎，以及天柱至风门。

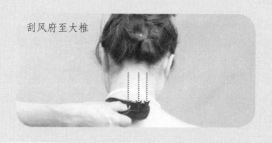

刮风府至大椎

3. 用垂直按揉法按揉手背上的落枕、中渚，刮拭后溪。

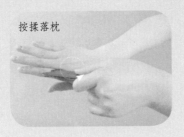

按揉落枕

　　将罐吸拔在大椎、肩井、悬钟及局部压痛点上，留罐 10 ~ 15 分钟。注意观察罐内皮肤的变化，当皮肤充血或有瘀血拔出时即可取罐。这样的治疗每日 1 次。

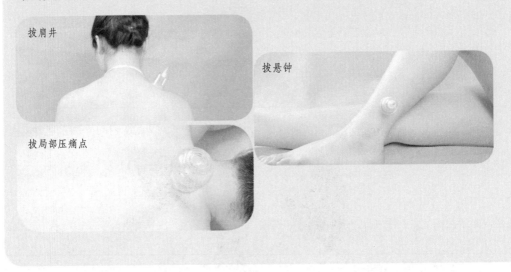

拔肩井

拔悬钟

拔局部压痛点

WEN XIN XIAO TIE SHI

　　预防落枕平时要注意以下几点。

　　1. 用枕适当。最佳的枕头应该是能支撑颈椎的生理曲线，并保持颈椎的平直。枕头要有弹性稳定，枕芯以热压缩海绵枕芯为宜。

　　2. 颈部保暖。颈部受寒冷刺激会使肌肉血管痉挛，加重颈部板滞疼痛。

　　3. 姿势正确。颈椎病的主要诱因是工作及学习的姿势不正确，良好的姿势能减少劳累，避免颈椎损伤。

腰椎间盘突出症是较为常见的疾患之一。中医认为，腰椎间盘突出症是经络不调、气血瘀滞、筋骨失养、血气不通而引起的，多累及督脉和循行于腿部的经脉等。在相关穴位上刮痧、拔罐可调气血、疏通经络、缓解肌肉痉挛，从而改善症状。

腰椎间盘突出症

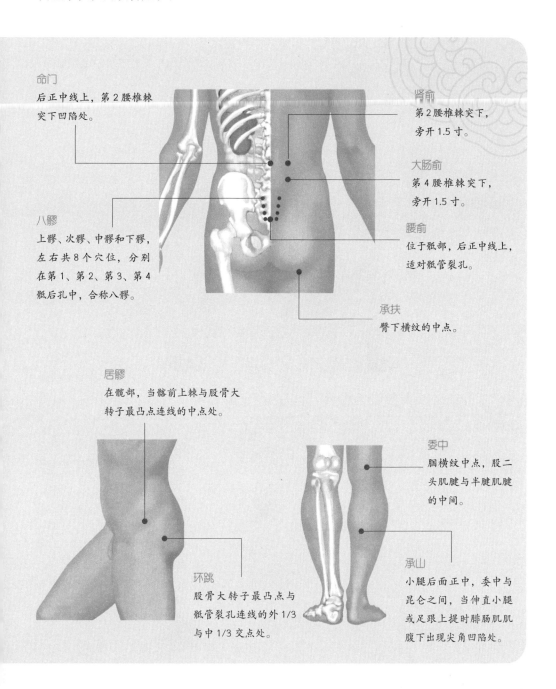

命门
后正中线上，第2腰椎棘突下凹陷处。

肾俞
第2腰椎棘突下，旁开1.5寸。

大肠俞
第4腰椎棘突下，旁开1.5寸。

八髎
上髎、次髎、中髎和下髎，左右共8个穴位，分别在第1、第2、第3、第4骶后孔中，合称八髎。

腰俞
位于骶部，后正中线上，适对骶管裂孔。

承扶
臀下横纹的中点。

居髎
在髋部，当髂前上棘与股骨大转子最凸点连线的中点处。

委中
腘横纹中点，股二头肌腱与半腱肌腱的中间。

环跳
股骨大转子最凸点与骶管裂孔连线的外1/3与中1/3交点处。

承山
小腿后面正中，委中与昆仑之间，当伸直小腿或足跟上提时腓肠肌肌腹下出现尖角凹陷处。

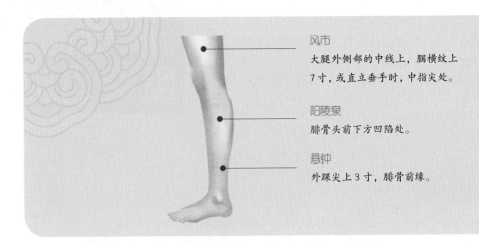

风市
大腿外侧部的中线上，腘横纹上7寸，或直立垂手时，中指尖处。

阳陵泉
腓骨头前下方凹陷处。

悬钟
外踝尖上3寸，腓骨前缘。

刮痧治疗

1. 用面刮法从上向下刮拭背部肾俞、命门、腰俞。

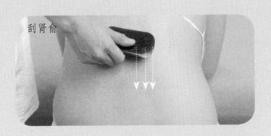

刮肾俞

2. 用面刮法从上向下刮拭风市、阳陵泉、委中、承山、悬钟。
3. 用面刮法从里向外刮拭环跳、承扶。

拔罐治疗

选择适合的罐具，把罐吸拔于腰部压痛点、肾俞、大肠俞、八髎、环跳、居髎、承扶、委中、承山上。留罐 15 ～ 20 分钟，每日治疗 1 次，10 次为 1 个疗程。治疗过程中也可选择部分穴位拔罐，根据患者自身体质和承受力而定。

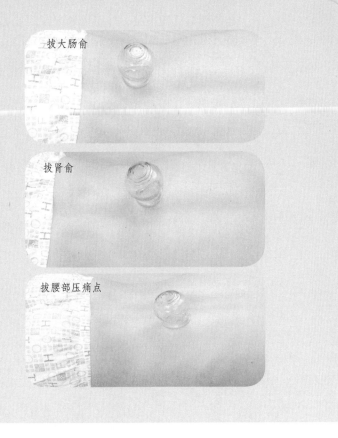

拔大肠俞

拔肾俞

拔腰部压痛点

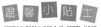

WEN XIN XIAO TIE SHI

腰椎间盘突出症的发病与个人生活、工作习惯密切相关，平时要有良好的坐姿，睡眠时的床不宜太软。长期伏案工作者需要注意桌、椅高度，定期改变姿势。饮食宜清淡，忌肥腻多吃一些含钙量高的食物，如牛奶、奶制品、虾皮、海带等。忌烟酒。

肩周炎

肩周炎又称漏肩风、五十肩、冻结肩，是以肩关节疼痛和活动不便为主要症状的常见病症。早期肩关节呈阵发性疼痛，常因天气变化及劳累而诱发，以后逐渐发展为持续性疼痛，并逐渐加重，昼轻夜重，夜不能寐，不能向患侧侧卧，肩关节向各个方向的主动和被动活动均受限。中医认为，肩周炎之发病与气血不足、外感风寒湿及闪挫劳伤有关，伤及肩周筋脉，致使气血不通而痛。在相关穴位上按摩、拔罐可疏通气血、祛除湿邪，从而减少疼痛。

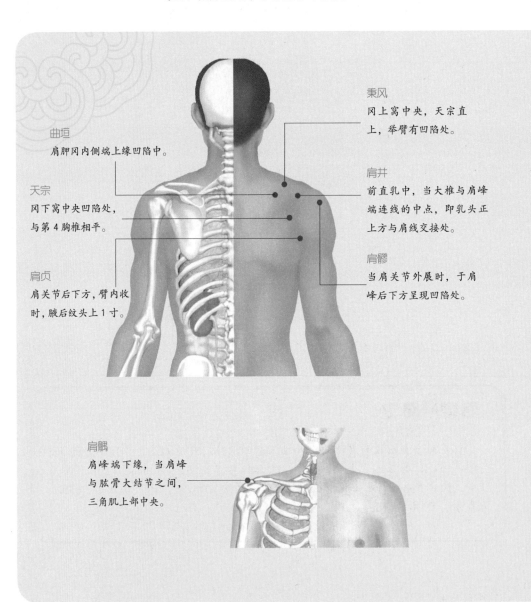

秉风
冈上窝中央，天宗直上，举臂有凹陷处。

曲垣
肩胛冈内侧端上缘凹陷中。

天宗
冈下窝中央凹陷处，与第4胸椎相平。

肩井
前直乳中，当大椎与肩峰端连线的中点，即乳头正上方与肩线交接处。

肩贞
肩关节后下方，臂内收时，腋后纹头上1寸。

肩髎
当肩关节外展时，于肩峰后下方呈现凹陷处。

肩髃
肩峰端下缘，当肩峰与肱骨大结节之间，三角肌上部中央。

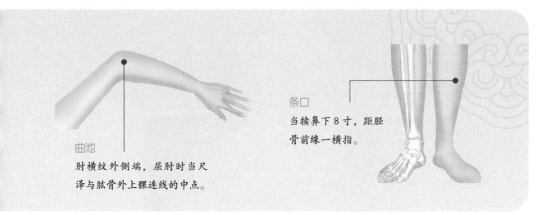

曲池

肘横纹外侧端，屈肘时当尺泽与肱骨外上髁连线的中点。

条口

当犊鼻下8寸，距胫骨前缘一横指。

按摩治疗

1. 按揉肩井、肩贞、肩髃、肩髎，用拇指按顺时针方向按揉约2分钟，然后按逆时针方向按揉约2分钟，以局部出现酸、麻、胀感为佳。

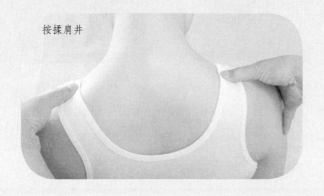

按揉肩井

2. 按揉曲池、条口，用拇指按顺时针方向按揉约2分钟，然后按逆时针方向按揉约2分钟，以局部出现酸、麻、胀感为佳。

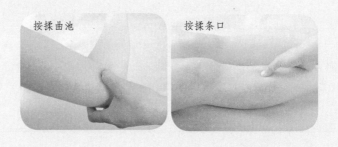

按揉曲池　　　　　　按揉条口

拔罐治疗

1. 选择大小合适的罐具，将罐吸拔在压痛点及肩部周围。留罐 10 ~ 15 分钟，以拔出瘀血为度，每日 1 次，10 次为 1 个疗程。

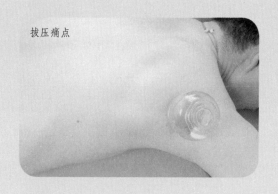

拔压痛点

2. 在秉风、曲垣、天宗、肩贞拔罐，留罐 10 ~ 15 分钟，每隔 1 ~ 2 日 1 次。

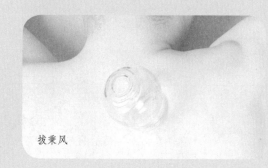

拔秉风

温馨小贴士

WEN XIN XIAO TIE SHI

肩周炎的患者在预防和护理方面要注意以下几点。

1. 加强体育锻炼是预防和治疗肩周炎的有效方法，但贵在坚持。如果不坚持锻炼，不坚持做康复治疗，则肩关节的功能难以恢复正常。

2. 营养不良可导致体质虚弱，而体质虚弱又易受邪气侵袭，可导致肩周炎。如果营养补充得比较充分，加上适当锻炼，肩周炎常可不药而愈。

3. 受凉常是肩周炎的诱发因素，因此，为了预防肩周炎，中老年人应重视保暖防寒，勿使肩部受凉。一旦着凉也要及时治疗，切忌拖延不治。

颈椎病

颈椎病又称颈椎综合征，是由于颈部长期劳损，颈椎及其周围软组织发生病理改变或骨质增生等，导致颈神经根、颈部脊髓、椎动脉及交感神经受到压迫或刺激而引起的一组复杂的症候群。多因风寒、外伤、劳损等因素造成，一般出现颈僵，活动受限，一侧或两侧颈、肩、臂出现放射性疼痛，头痛头晕，肩、臂、指麻木，胸闷心悸等症状。在相关穴位上刮痧、拔罐可疏通经络、改善脏腑功能，从而有效缓解颈部疼痛，防止颈椎病变。

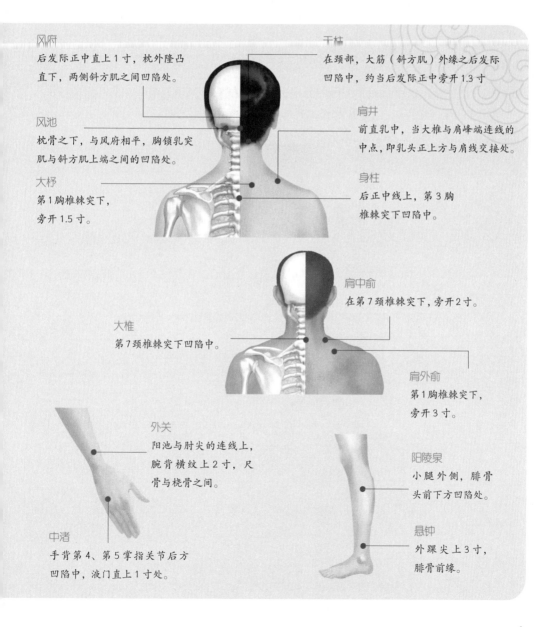

风府
后发际正中直上1寸，枕外隆凸直下，两侧斜方肌之间凹陷处。

天柱
在颈部，大筋（斜方肌）外缘之后发际凹陷中，约当后发际正中旁开1.3寸

风池
枕骨之下，与风府相平，胸锁乳突肌与斜方肌上端之间的凹陷处。

肩井
前直乳中，当大椎与肩峰端连线的中点，即乳头正上方与肩线交接处。

大杼
第1胸椎棘突下，旁开1.5寸。

身柱
后正中线上，第3胸椎棘突下凹陷中。

肩中俞
在第7颈椎棘突下，旁开2寸。

大椎
第7颈椎棘突下凹陷中。

肩外俞
第1胸椎棘突下，旁开3寸。

外关
阳池与肘尖的连线上，腕背横纹上2寸，尺骨与桡骨之间。

阳陵泉
小腿外侧，腓骨头前下方凹陷处。

中渚
手背第4、第5掌指关节后方凹陷中，液门直上1寸处。

悬钟
外踝尖上3寸，腓骨前缘。

1. 用面刮法从上向下分段刮拭颈部风府至身柱；用刮痧板从上向下分段刮拭颈部两侧的天柱至大杼。

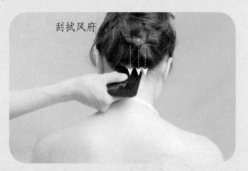

刮拭风府

2. 用单角刮法刮拭风池，再用面刮法分段刮拭双侧风池至肩井，重点刮拭肩井。刮拭过程中对有疼痛、结节和肌肉紧张僵硬的区域应重点刮拭。

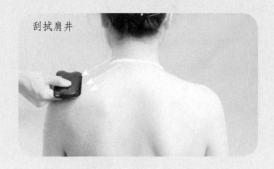

刮拭肩井

3. 用面刮法从上向下刮拭上肢外关，用垂直按揉法按揉手背中渚。

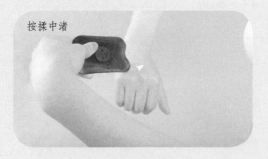

按揉中渚

4. 用面刮法从上向下分段刮拭阳陵泉至悬钟。

拔罐治疗

1. 对患者大椎、肩中俞、肩外俞区域消毒。

2. 消毒后，用已消毒的梅花针叩刺大椎、肩中俞、肩外俞，至皮肤发红，有少量出血点。

3. 把罐拔在相应穴位上，留罐 10 ~ 15 分钟。起罐后，对穴位皮肤进行消毒。这样的治疗每日或隔日 1 次，10 次为 1 个疗程。

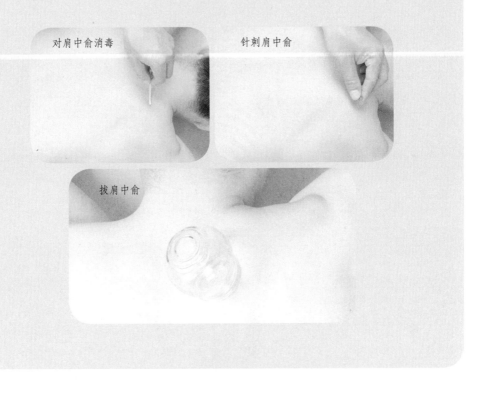

对肩中俞消毒　　　　　　针刺肩中俞

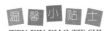

拔肩中俞

温馨小贴士
WEN XIN XIAO TIE SHI

　　加强颈肩部肌肉的锻炼，在工间或工余时，做头及双上肢的前屈、后伸及旋转运动，既可缓解疲劳，又能使肌肉发达、韧度增强，从而有利于颈段脊柱的稳定性，增强颈肩顺应颈部突然变化的能力。中医认为，核桃、山萸肉、生地黄、黑芝麻等具有补肾髓之功，合理地少量服用可起到强壮筋骨、推迟肾与关节退变的作用。

坐骨
神经痛

坐骨神经痛以疼痛放射至一侧或双侧臀部、大腿后侧为特征，是因坐骨神经根受压导致的。疼痛可以是锐痛，也可以是钝痛，有刺痛，也有灼痛，可以是间断的，也可以是持续的。通常只发生在身体一侧，可因咳嗽、喷嚏、弯腰、举重物而加重。中医认为，坐骨神经痛与肝肾亏虚有关。在相关穴位上拔罐、刮痧可清热利湿、补益肝肾、舒筋活络、散风止痛，从而有效缓解症状。

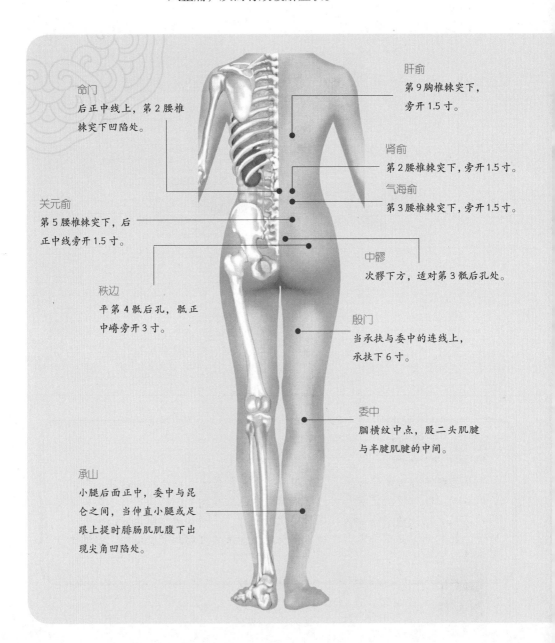

命门
后正中线上，第2腰椎棘突下凹陷处。

肝俞
第9胸椎棘突下，旁开1.5寸。

肾俞
第2腰椎棘突下，旁开1.5寸。

气海俞
第3腰椎棘突下，旁开1.5寸。

关元俞
第5腰椎棘突下，后正中线旁开1.5寸。

中髎
次髎下方，适对第3骶后孔处。

秩边
平第4骶后孔，骶正中嵴旁开3寸。

殷门
当承扶与委中的连线上，承扶下6寸。

委中
腘横纹中点，股二头肌腱与半腱肌腱的中间。

承山
小腿后面正中，委中与昆仑之间，当伸直小腿或足跟上提时腓肠肌肌腹下出现尖角凹陷处。

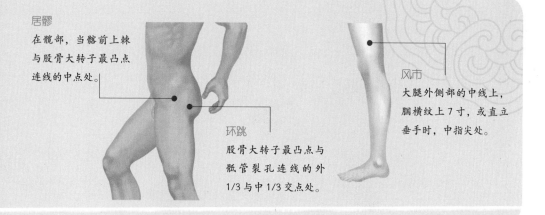

居髎

在髋部，当髂前上棘
与股骨大转子最凸点
连线的中点处。

环跳

股骨大转子最凸点与
骶管裂孔连线的外
1/3 与中 1/3 交点处。

风市

大腿外侧部的中线上，
腘横纹上 7 寸，或直立
垂手时，中指尖处。

拔罐治疗

1. 对患者气海俞、环跳、殷门、关元俞、秩边、居髎进行消毒。

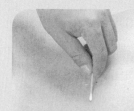

对气海俞消毒

2. 用三棱针在已消毒的穴位上点刺，以皮肤潮红或微微出血为度。注意有出血
倾向或体质虚寒的人不宜用刺络拔罐法。

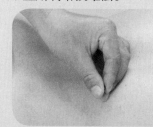

针刺气海俞

3. 将罐吸拔在点刺过的穴位上，留罐 10 ~ 15 分钟。起罐后，擦去血迹，并对
穴位皮肤进行消毒处理。这样的治疗隔日 1 次。

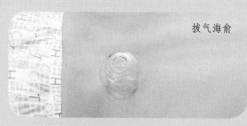

拔气海俞

1. 用面刮法从上向下刮拭肝俞、肾俞、命门、关元俞、中髎、秩边。

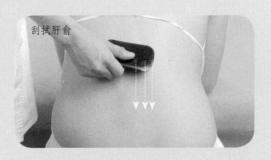

刮拭肝俞

2. 用面刮法从里向外刮拭环跳，再用面刮法从上向下刮拭风市。

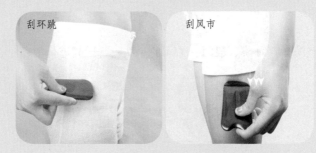

刮环跳　　刮风市

3. 用面刮法从上向下刮拭委中、承山。

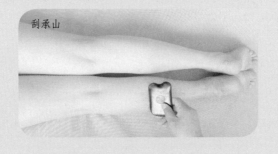

刮承山

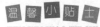

温馨小贴士
WEN XIN XIAO TIE SHI

　　坐骨神经痛可由多种疾病引发，故在治疗的同时应对原发病积极进行查治。治疗期间要静卧休息，睡硬板床，调节饮食，节制房事，注意保暖，适当做腰腿锻炼。

慢性腰肌劳损又称慢性腰痛，主要是指腰骶部肌肉、筋膜、韧带等软组织的慢性损伤而引起的慢性疼痛。临床表现为长期、反复发作的腰背疼痛，时轻时重；劳累负重后加剧，卧床休息后减轻；阴雨天加重，晴天减轻；腰腿活动无明显障碍，但部分患者伴有脊柱侧弯、腰肌痉挛、下肢牵涉痛等症状。中医认为，腰为肾之府，本病病位在督脉和足太阳经循行范围。肝肾不足，督脉空虚，经脉失养，风寒湿热邪气内侵，或跌仆损伤是其病因病机所在。在相关穴位上按摩、拔罐可活筋通络、软坚散结、畅通气血，对慢性腰肌劳损有较好的防治效果。

慢性腰肌劳损

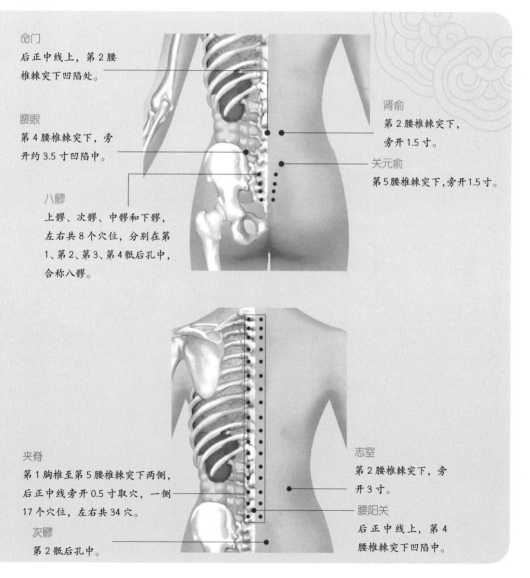

命门
后正中线上，第2腰椎棘突下凹陷处。

腰眼
第4腰椎棘突下，旁开约3.5寸凹陷中。

八髎
上髎、次髎、中髎和下髎，左右共8个穴位，分别在第1、第2、第3、第4骶后孔中，合称八髎。

肾俞
第2腰椎棘突下，旁开1.5寸。

关元俞
第5腰椎棘突下，旁开1.5寸。

夹脊
第1胸椎至第5腰椎棘突下两侧，后正中线旁开0.5寸取穴，一侧17个穴位，左右共34穴。

次髎
第2骶后孔中。

志室
第2腰椎棘突下，旁开3寸。

腰阳关
后正中线上，第4腰椎棘突下凹陷中。

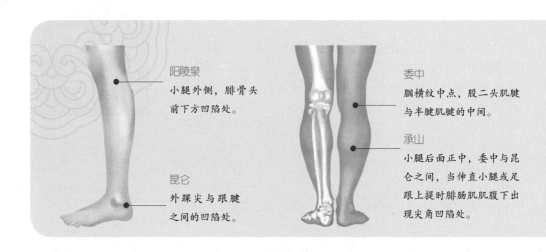

阳陵泉
小腿外侧，腓骨头
前下方凹陷处。

委中
腘横纹中点，股二头肌腱
与半腱肌腱的中间。

承山
小腿后面正中，委中与昆
仑之间，当伸直小腿或足
跟上提时腓肠肌肌腹下出
现尖角凹陷处。

昆仑
外踝尖与跟腱
之间的凹陷处。

按摩治疗

1. 按揉肾俞、命门、志室、腰眼、夹脊，每穴位按压 1 分钟，再按顺时针方向按揉约 1 分钟，然后按逆时针方向按揉约 1 分钟，以局部出现酸、麻、胀感为佳。

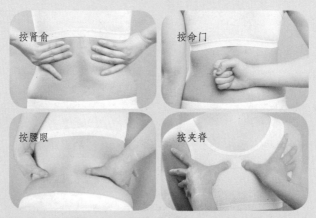

按肾俞　　　　　　　　　　按命门

按腰眼　　　　　　　　　　按夹脊

2. 推擦八髎，手掌伸直，用掌面着力，紧贴骶部两侧皮肤，自上向下连续不断地直线往返摩擦 5 ~ 10 分钟。

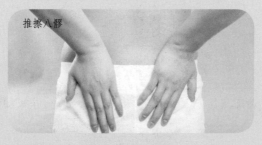

推擦八髎

辅助穴位：腰背部关元俞，下肢承山、阳陵泉、昆仑。

拔罐治疗

让患者取合适体位，将罐吸拔在肾俞、关元俞、腰阳关、次髎、委中、承山、腰部压痛点上，留罐 10 ~ 15 分钟，待罐内皮肤充血或者有瘀血拔出时即可起罐。起罐后，对穴位皮肤进行消毒处理。这样的治疗每日 1 次，每次选择一侧穴位，第二次再拔另一侧穴位，交替进行。

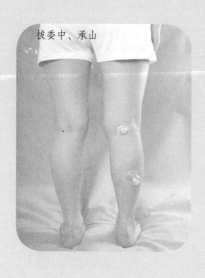

拔委中、承山

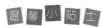
WEN XIN XIAO TIE SHI

慢性腰肌劳损患者腰痛发作期间要静养休息，不做剧烈运动和繁重劳动，纠正不良的立姿和坐姿，节制房事，适当做腰背肌肉功能锻炼，注意腰腿部的防寒保暖。肾小球肾炎、肾盂肾炎引起的腰痛忌用或慎用拔罐疗法。

足跟痛

足跟痛又称脚跟痛，多表现为足跟一侧或两侧疼痛，不红不肿，行走不便。其多是因足跟的骨质、关节、滑囊、筋膜等处病变引起的。中医认为，足跟痛多为肝肾阴虚、痰湿、血热等原因所致。肝主筋、肾主骨，肝肾亏虚，筋骨失养，复感风寒湿邪或慢性劳损导致经络瘀滞，气血运行受阻，使筋骨肌肉失养而发病。在相关穴位上艾灸、拔罐可舒筋活血、滋养筋骨从而消除足部的疼痛和酸痛。

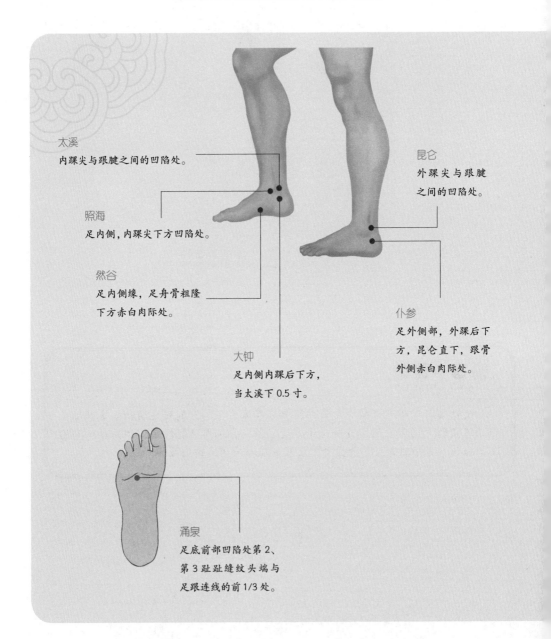

太溪
内踝尖与跟腱之间的凹陷处。

照海
足内侧，内踝尖下方凹陷处。

然谷
足内侧缘，足舟骨粗隆下方赤白肉际处。

大钟
足内侧内踝后下方，当太溪下 0.5 寸。

昆仑
外踝尖与跟腱之间的凹陷处。

仆参
足外侧部，外踝后下方，昆仑直下，跟骨外侧赤白肉际处。

涌泉
足底前部凹陷处第 2、第 3 趾趾缝纹头端与足跟连线的前 1/3 处。

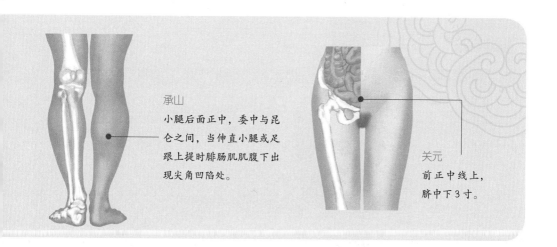

承山
小腿后面正中，委中与昆仑之间，当伸直小腿或足跟上提时腓肠肌肌腹下出现尖角凹陷处。

关元
前正中线上，脐中下3寸。

艾灸治疗

1. 用温和灸法灸大钟、然谷、仆参，距离皮肤 1.5 ~ 3 厘米，以感到施灸处温热、舒适为度。每日灸 1 ~ 2 次，每次灸 3 ~ 5 分钟，灸至皮肤产生红晕为止。

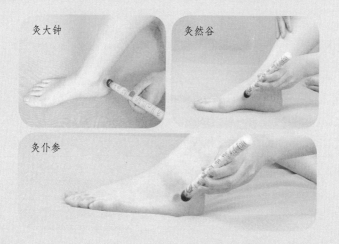

灸大钟　　　灸然谷

灸仆参

2. 用温和灸法灸关元，以艾条点燃的一端对准施灸部位，距离皮肤 1.5 ~ 3 厘米，左右方向平行往复或反复旋转施灸，以感到施灸处温热、舒适为度。每日灸 1 次，每次灸 5 ~ 15 分钟，灸至皮肤产生红晕为止。

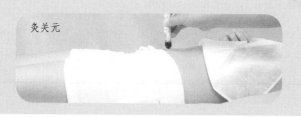

灸关元

1. 对患者的涌泉、昆仑、太溪、照海、承山和小腿下端右侧压痛点进行消毒。

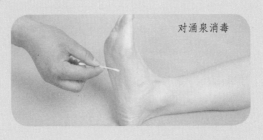

对涌泉消毒

2. 用三棱针轻叩已消毒的穴位皮肤，以微出血为度。

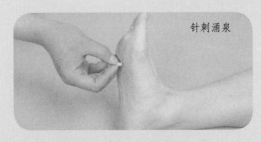

针刺涌泉

3. 将罐吸拔在点刺过的穴位上，留罐 10 ~ 15 分钟。起罐后，擦干血迹，并用酒精棉球对穴位皮肤进行消毒处理。这样的治疗每日或隔日 1 次。

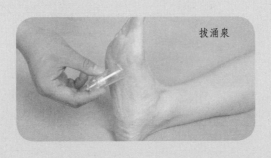

拔涌泉

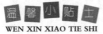
温馨小贴士
WEN XIN XIAO TIE SHI

　　足跟痛应卧床休息，缓解后也应减少行走、站立和负重，宜穿软底鞋，每天睡前用热水泡脚 30 分钟。

　　痔疮是指直肠下端黏膜和肛管远侧段皮下的静脉曲张团块，呈半球状隆起。如发生在肛门内的叫内痔，在肛门外的叫外痔，内外均有的为混合痔。外痔在肛门边常有增生的皮瓣，发炎时疼痛；内痔便后可见出血，颜色鲜红，附在粪便外部。痔核可出现肿胀、疼痛、瘙痒、流水、出血等，大便时会脱出肛门。中医认为，痔疮是因热迫血下行，瘀结不散导致的。在相关穴位上刮痧、拔罐可疏散风邪、培元补气，对痔疮有较好的疗效。

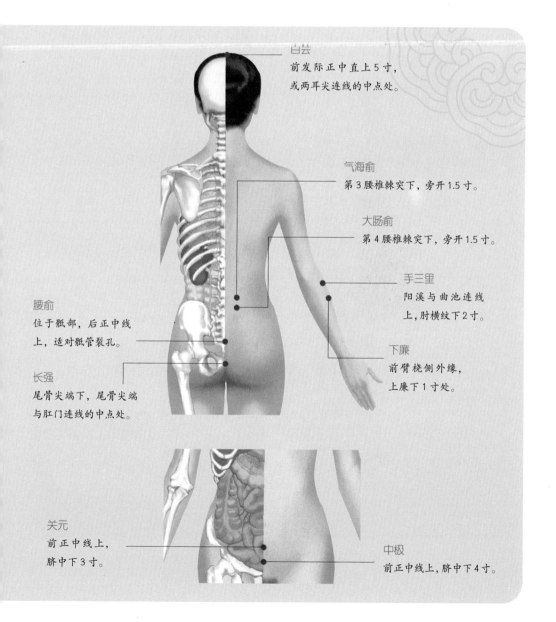

百会
前发际正中直上5寸，或两耳尖连线的中点处。

气海俞
第3腰椎棘突下，旁开1.5寸。

大肠俞
第4腰椎棘突下，旁开1.5寸。

手三里
阳溪与曲池连线上，肘横纹下2寸。

腰俞
位于骶部，后正中线上，适对骶管裂孔。

下廉
前臂桡侧外缘，上廉下1寸处。

长强
尾骨尖端下，尾骨尖端与肛门连线的中点处。

关元
前正中线上，脐中下3寸。

中极
前正中线上，脐中下4寸。

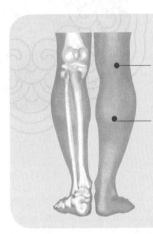

委中
腘横纹中点，股二头肌腱
与半腱肌腱的中间。

承山
小腿后面正中，委中与
昆仑之间，当伸直小腿
或足跟上提时腓肠肌肌
腹下出现尖角凹陷处。

血海
髌底内侧端上2寸，股
四头肌内侧头的隆起处。

三阴交
内踝尖上3寸，胫
骨内侧缘后方。

刮痧治疗

1. 用单角刮法刮拭头顶百会。
2. 用面刮法刮拭腰俞至长强。然后用面刮法从上向下刮拭腹部关元至中极。
3. 用面刮法刮拭上肢手三里至下廉。
4. 用面刮法刮拭下肢血海和三阴交。

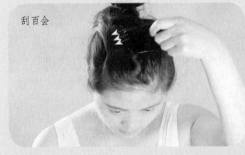

刮百会

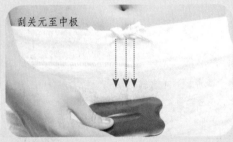

刮关元至中极

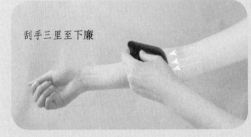

刮手三里至下廉

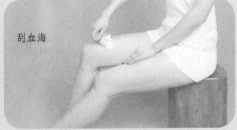

刮血海

拔罐治疗

1. 对大肠俞、气海俞、委中、承山进行消毒。

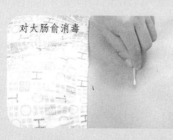

对大肠俞消毒

2. 用三棱针轻叩已消毒的穴位，以微微出血为度。体质虚寒的患者不适宜用刺络拔罐法，直接把罐吸拔在穴位上即可。

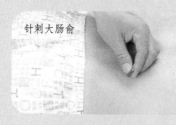

针刺大肠俞

3. 把罐吸拔在针刺后的穴位上，留罐 15 ～ 20 分钟。起罐后，擦去血迹，并对穴位皮肤进行消毒处理。这样的治疗每日或隔日 1 次，5 次为 1 个疗程。

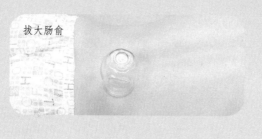

拔大肠俞

温馨小贴士
WEN XIN XIAO TIE SHI

　　痔疮患者忌食生、冷、辛辣食物，忌劳累负重，节制房事。痔疮的发病率很高，痔疮患者经手术治疗或其他疗法治疗后，复发率亦较高。究其原因，除治疗不彻底外，不注意预防痔疮的发生也是重要的因素。预防痔疮的发生要加强锻炼、预防便秘、注意孕期保健等。

脱 肛

脱肛即直肠脱垂，主要症状为有肿物自肛门脱出。初发时肿物较小，排便时脱出，便后自行复位。以后肿物脱出渐频，体积增大，便后需用手托回肛门内，伴有排便不尽和下坠感。最后在咳嗽、用力甚至站立时亦可脱出。中医认为，脱肛多因人体气血不足、中气下陷或湿热下注、久泻下痢，以致直肠不能收摄固涩而发病。在相关穴位上艾灸、拔罐可提升固脱、增强身体免疫力，从而治疗本病。

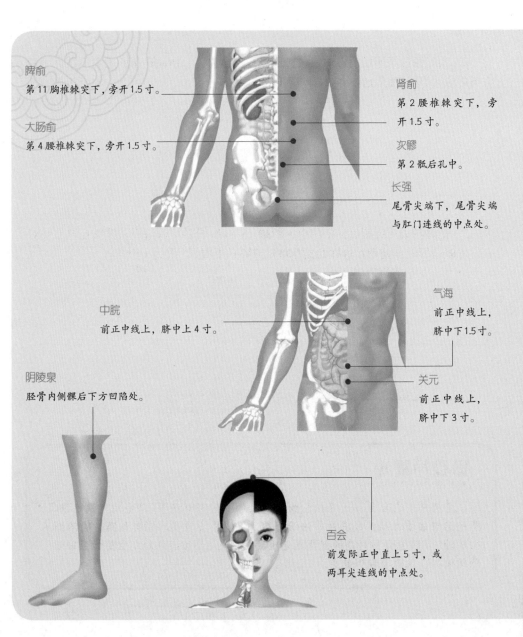

脾俞
第11胸椎棘突下，旁开1.5寸。

大肠俞
第4腰椎棘突下，旁开1.5寸。

肾俞
第2腰椎棘突下，旁开1.5寸。

次髎
第2骶后孔中。

长强
尾骨尖端下，尾骨尖端与肛门连线的中点处。

中脘
前正中线上，脐中上4寸。

气海
前正中线上，脐中下1.5寸。

关元
前正中线上，脐中下3寸。

阴陵泉
胫骨内侧髁后下方凹陷处。

百会
前发际正中直上5寸，或两耳尖连线的中点处。

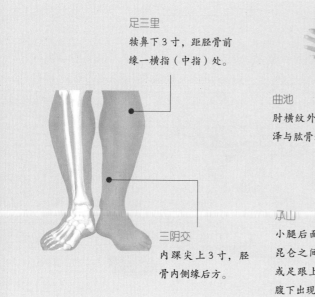

足三里

犊鼻下3寸，距胫骨前缘一横指（中指）处。

曲池

肘横纹外侧端，屈肘时当尺泽与肱骨外上髁连线的中点。

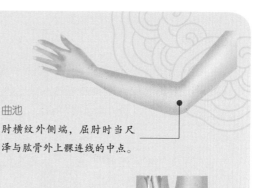

三阴交

内踝尖上3寸，胫骨内侧缘后方。

承山

小腿后面正中，委中与昆仑之间，当伸直小腿或足跟上提时腓肠肌肌腹下出现尖角凹陷处。

拔罐治疗

1. 用艾条温灸脾俞、大肠俞、次髎、长强、中脘、气海、关元、足三里、三阴交，每穴灸3分钟左右。注意在艾灸过程中不要烫伤皮肤。

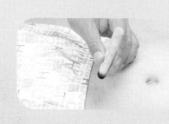

灸关元

2. 将罐吸拔在已灸过的穴位上，留罐10～15分钟，每日1次。注意：拔罐过程中，在合适体位上灸完一个穴位就把罐拔上，操作完毕，再取合适体位继续艾灸和拔罐。

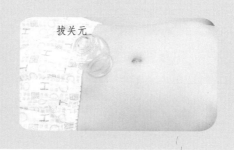

拔关元

1. 采用温和灸法灸百会、气海、大肠俞、长强、承山、足三里，以艾条点燃的一端对准施灸部位，距离皮肤 1.5 ~ 3 厘米，以感到施灸处温热、舒适为度。每日灸 1 ~ 2 次，每次灸 10 分钟左右。

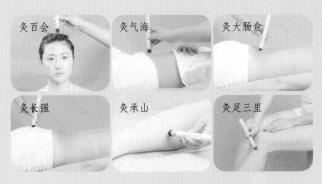

2. 气短乏力，头晕，大便溏稀，容易出血、血色淡，面色苍白，加灸脾俞。每日灸 1 次，每次灸 3 ~ 15 分钟，灸至皮肤产生红晕为止。

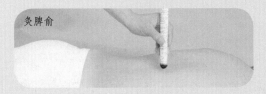

3. 腿脚寒凉难受加灸肾俞。每日灸 1 次，每次灸 3 ~ 15 分钟，灸至皮肤产生红晕为止。

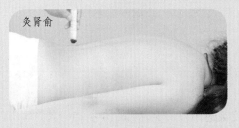

4. 肛内肿物溃破，有坠痛感加灸曲池、阴陵泉。每日灸 1 次，每次灸 3 ~ 15 分钟，灸至皮肤产生红晕为止。

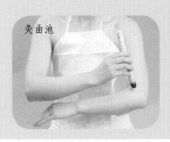

第六章

妇科男科
常见病治疗

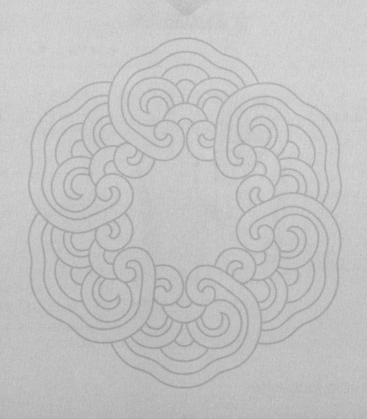

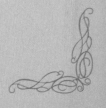

痛 经

　　痛经也称行经腹痛，是指妇女在行经前后或正值行经期间，小腹及腰部疼痛，甚至剧痛难忍，常伴有面色苍白，头面冷汗淋漓，手足厥冷，泛恶呕吐，并随着月经周期而发作。中医认为，痛经主要病机在于邪气内伏，经血亏虚，导致胞宫的气血运行不畅，"不通则痛"；或胞宫失于濡养，"不荣则痛"。在相关穴位上拔罐、刮痧可调理冲任、温经止痛。

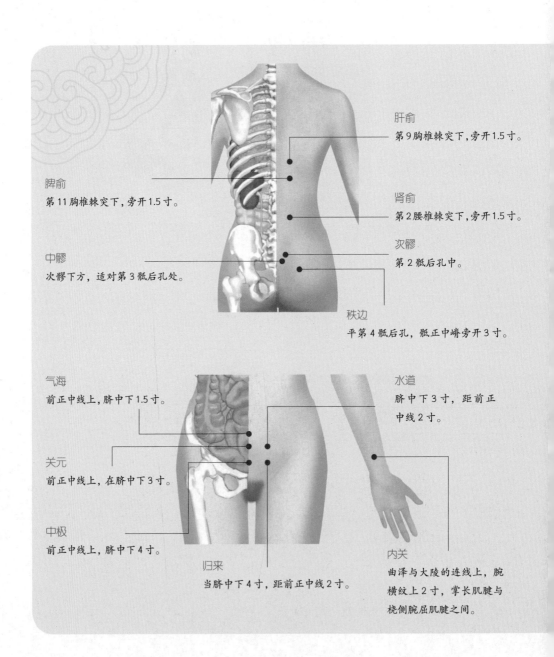

肝俞
第9胸椎棘突下，旁开1.5寸。

脾俞
第11胸椎棘突下，旁开1.5寸。

肾俞
第2腰椎棘突下，旁开1.5寸。

中髎
次髎下方，适对第3骶后孔处。

次髎
第2骶后孔中。

秩边
平第4骶后孔，骶正中嵴旁开3寸。

气海
前正中线上，脐中下1.5寸。

水道
脐中下3寸，距前正中线2寸。

关元
前正中线上，在脐中下3寸。

中极
前正中线上，脐中下4寸。

归来
当脐中下4寸，距前正中线2寸。

内关
曲泽与大陵的连线上，腕横纹上2寸，掌长肌腱与桡侧腕屈肌腱之间。

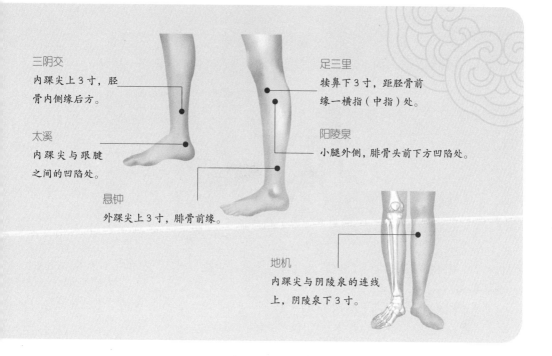

三阴交
内踝尖上3寸，胫骨内侧缘后方。

太溪
内踝尖与跟腱之间的凹陷处。

悬钟
外踝尖上3寸，腓骨前缘。

足三里
犊鼻下3寸，距胫骨前缘一横指（中指）处。

阳陵泉
小腿外侧，腓骨头前下方凹陷处。

地机
内踝尖与阴陵泉的连线上，阴陵泉下3寸。

拔罐治疗

1. 对关元、归来、足三里、三阴交、地机进行消毒。

2. 用毫针针刺已消毒的穴位，得气后不出针。此步操作要求施术者能够熟练使用针灸疗法。针刺深度要把握准确。

3. 把罐吸拔在针刺后的穴位上，留罐10～15分钟。起罐后，把针拔出，对拔罐部位进行消毒。上述操作完毕，再让患者取俯卧位，对肝俞、脾俞、肾俞同样用留针罐法把罐吸拔在穴位上，留罐10～15分钟。每日1次，10次为1个疗程。

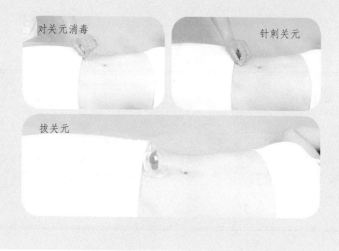

对关元消毒

针刺关元

拔关元

1. 用面刮法从上向下刮拭背部双侧肝俞、肾俞、次髎、中髎、秩边。

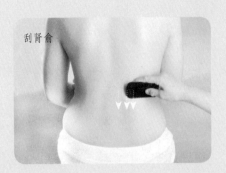

刮肾俞

2. 用面刮法从上向下刮拭腹部气海、关元、中极，再用同样的方式刮拭双侧水道至归来。

3. 用面刮法从上向下刮拭手臂内关。

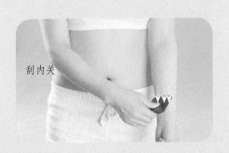

刮内关

4. 用面刮法从上向下分段刮拭阳陵泉、足三里、悬钟、三阴交，再用平面按揉法按揉太溪。

温馨小贴士
WEN XIN XIAO TIE SHI

按摩小腹：肚脐至外生殖器之间为小腹，两侧以左右髂前上棘为界限。按摩者双手相叠置于小腹中间，紧压腹部，慢慢按摩腹部，以10次／分左右的频率进行，直至小腹内有热感为宜，共操作5分钟。本法具有增加小腹中内脏血运、促进小腹内微循环，从而止痛调经的作用。

闭 经

凡年过 16 周岁仍未行经者称为原发性闭经；在月经初潮以后，正常绝经以前的任何时间内（妊娠或哺乳期除外），月经闭止超过 6 个月者称为继发性闭经。中医认为，闭经是因肝肾不足，气血亏虚，血脉失通导致的。在相关穴位上拔罐、刮痧可调理冲任、活血通经。

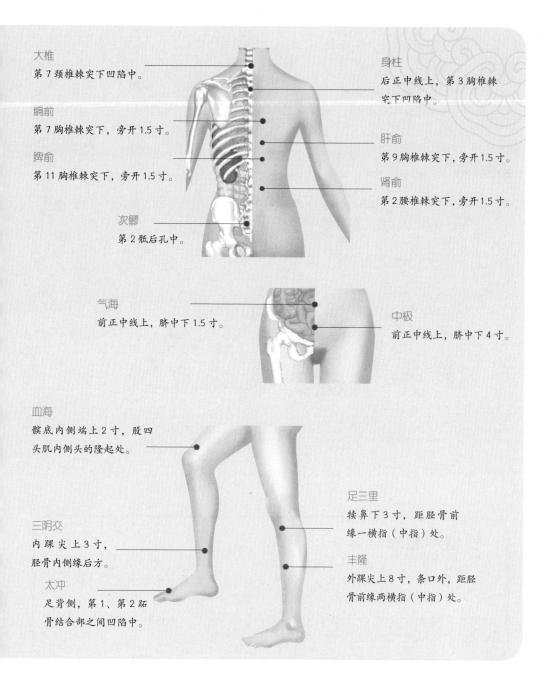

大椎
第 7 颈椎棘突下凹陷中。

身柱
后正中线上，第 3 胸椎棘突下凹陷中。

膈俞
第 7 胸椎棘突下，旁开 1.5 寸。

肝俞
第 9 胸椎棘突下，旁开 1.5 寸。

脾俞
第 11 胸椎棘突下，旁开 1.5 寸。

肾俞
第 2 腰椎棘突下，旁开 1.5 寸。

次髎
第 2 骶后孔中。

气海
前正中线上，脐中下 1.5 寸。

中极
前正中线上，脐中下 4 寸。

血海
髌底内侧端上 2 寸，股四头肌内侧头的隆起处。

足三里
犊鼻下 3 寸，距胫骨前缘一横指（中指）处。

三阴交
内踝尖上 3 寸，胫骨内侧缘后方。

丰隆
外踝尖上 8 寸，条口外，距胫骨前缘两横指（中指）处。

太冲
足背侧，第 1、第 2 跖骨结合部之间凹陷中。

拔罐治疗

选择两组穴位，第一组：大椎、肝俞、脾俞；第二组：身柱、肾俞、气海、三阴交。每天选择一组穴位，把罐吸拔在穴位上，留罐15分钟，每日1次，两组穴位交替使用。

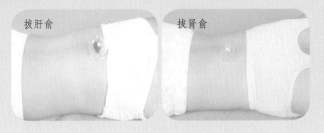

拔肝俞　　　　　　　　　　拔肾俞

刮痧治疗

1. 用面刮法从上向下刮拭背部双侧膈俞至脾俞，再用同样的方法刮拭肾俞、次髎。
2. 用面刮法从上向下刮拭腹部气海至中极。
3. 用面刮法从上向下刮拭下肢血海至三阴交，足三里至丰隆。
4. 用垂直按揉法按揉足背太冲。

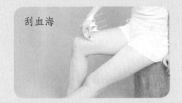
刮血海

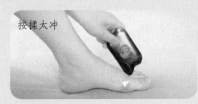
按揉太冲

温馨小贴士
WEN XIN XIAO TIE SHI

　　避免精神紧张与不良刺激，以免气血紊乱，影响月经的正常来潮。适当地进行体育锻炼和体力劳动，以增强体质，保证气血的正常运行。不挑食、不偏食，多吃一些高蛋白食物，如蛋类、牛奶、瘦肉、鱼类、甲鱼、牡蛎、虾等以及蔬菜、水果，以保证摄入足够的营养。

乳腺炎是指乳腺的急性化脓性感染，是产褥期的常见病，是引起产后发热的原因之一，最常见于哺乳妇女，尤其是初产妇。哺乳期的任何时间均可发生本病，而哺乳的开始阶段最为常见。中医认为，乳房为肝胃二经所循，多因情志不舒或胃经蕴热，使乳汁瘀滞导致的。在相关穴位上艾灸、拔罐能够疏肝理气、行气通乳，从而缓解症状。

乳腺炎

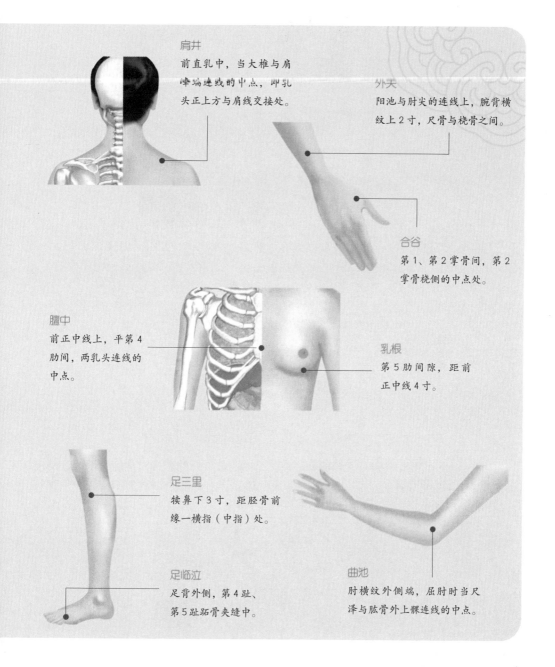

肩井
前直乳中，当大椎与肩峰端连线的中点，即乳头正上方与肩线交接处。

外关
阳池与肘尖的连线上，腕背横纹上2寸，尺骨与桡骨之间。

合谷
第1、第2掌骨间，第2掌骨桡侧的中点处。

膻中
前正中线上，平第4肋间，两乳头连线的中点。

乳根
第5肋间隙，距前正中线4寸。

足三里
犊鼻下3寸，距胫骨前缘一横指（中指）处。

足临泣
足背外侧，第4趾、第5趾跖骨夹缝中。

曲池
肘横纹外侧端，屈肘时当尺泽与肱骨外上髁连线的中点。

1. 用温和灸法灸肩井、乳根、曲池、足三里，以艾条点燃的一端对准施灸部位，距离皮肤 1.5 ～ 3 厘米处施灸，以感到施灸处温热、舒适为度。每日灸 1 ～ 2 次，每次灸 10 ～ 15 分钟。

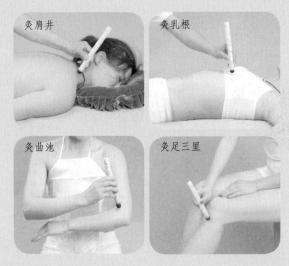

灸肩井　灸乳根

灸曲池　灸足三里

2. 对发高烧、乳房红肿、皮肤发红有灼热感、肿块变软的患者，加灸外关、合谷，以艾条点燃的一端对准施灸部位，距离皮肤 1.5 ～ 3 厘米处施灸，以感到施灸处温热、舒适为度。每日灸 1 ～ 2 次，每次灸 10 ～ 15 分钟。

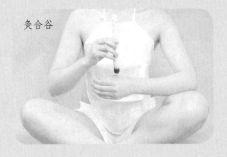

灸合谷

3. 对乳房非常胀痛的患者加灸足临泣，以艾灸点燃的一端对准施灸部位，距离皮肤 1.5 ～ 3 厘米处施灸，以感到施灸处温热、舒适为度。每日灸 1 ～ 2 次，每次灸 10 ～ 15 分钟。

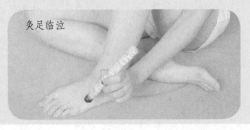

灸足临泣

拔罐治疗

1. 对膻中穴位皮肤进行消毒。膻中是人体的重要穴位，在膻中拔罐不仅能够治疗乳腺炎，还可催乳。

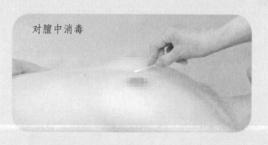

对膻中消毒

2. 消毒后，用三棱针对准膻中点刺数次，以微微出血为度。此操作要求施罐者能够熟练使用针灸疗法，以免对患者造成伤害。

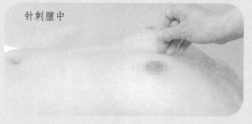

针刺膻中

3. 将小号罐具吸拔在点刺过的穴位上，使其出血5～15毫升。起罐后，擦去血迹，对穴位皮肤进行消毒。每日1次，一般3次即可痊愈。

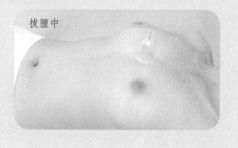

拔膻中

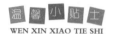

温馨小贴士
WEN XIN XIAO TIE SHI

乳腺炎分急性和慢性两类，其中急性乳腺炎最为常见，主要好发于女性产后哺乳期。此时的女性身体虚弱，婴儿喂乳可能会出现感染破裂的情况，所以当出现急性乳腺炎时，先不要着急服药，可以先根据医生的指导进行饮食调理。女性患者应注意减少酒精的摄入，控制激素的摄入，少吃油炸食物。

月经不调是指月经的周期、时间、颜色、经量、质地等发生异常改变的一种妇科常见疾病。临床表现为月经时间提前或延后、经量或多或少、颜色或鲜红或淡红、经质或清稀或赤稠，并伴有头晕、心跳快、心胸烦闷、容易发怒、夜晚睡眠不好、小腹胀满、腰酸腰痛、精神疲倦等症状。中医认为，月经不调是由于血热、肾气亏、气血虚弱等原因导致的。大多患者都是因体质虚弱、内分泌失调所致。在相关穴位上刮痧、拔罐可清热益气、疏肝益肾、调理冲任。

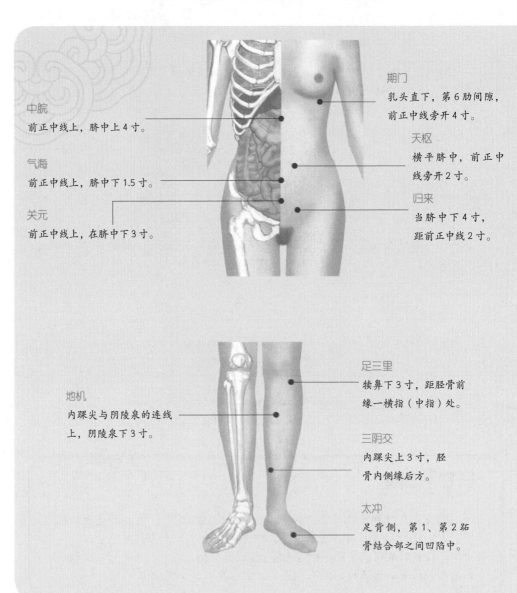

中脘
前正中线上，脐中上4寸。

气海
前正中线上，脐中下1.5寸。

关元
前正中线上，在脐中下3寸。

期门
乳头直下，第6肋间隙，前正中线旁开4寸。

天枢
横平脐中，前正中线旁开2寸。

归来
当脐中下4寸，距前正中线2寸。

地机
内踝尖与阴陵泉的连线上，阴陵泉下3寸。

足三里
犊鼻下3寸，距胫骨前缘一横指（中指）处。

三阴交
内踝尖上3寸，胫骨内侧缘后方。

太冲
足背侧，第1、第2跖骨结合部之间凹陷中。

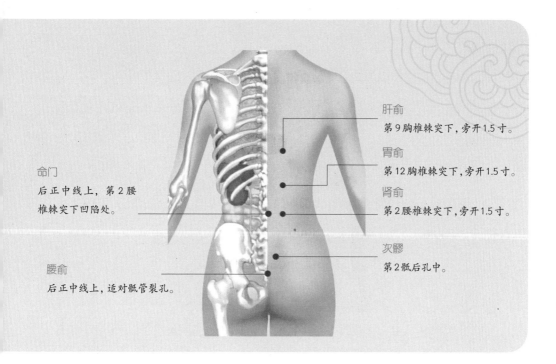

肝俞
第9胸椎棘突下，旁开1.5寸。

胃俞
第12胸椎棘突下，旁开1.5寸。

肾俞
第2腰椎棘突下，旁开1.5寸。

命门
后正中线上，第2腰椎棘突下凹陷处。

次髎
第2骶后孔中。

腰俞
后正中线上，适对骶管裂孔。

拔罐治疗

1. 拔罐前先在罐口和患者背部涂上润滑油，以免皮肤干燥，走罐时拉伤皮肤。

2. 把罐吸拔在命门上，然后在命门至腰俞，足太阳膀胱经的肾俞到次髎来回走罐，直至皮肤出现瘀血为止。起罐后，擦去润滑油，并对皮肤进行消毒。

3. 起罐结束后，用毫针针刺关元、归来、足三里、三阴交，留针。此操作要求施罐者能够熟练使用针灸疗法，以免对患者造成伤害。

4. 把罐拔于针上，留罐10～15分钟。起罐后，对拔罐部位皮肤进行消毒。这样的治疗每日1次，10次为1个疗程。

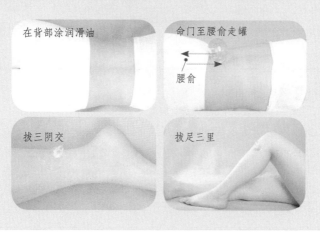

在背部涂润滑油

命门至腰俞走罐

腰俞

拔三阴交

拔足三里

1. 用面刮法从上向下刮拭背部双侧肝俞至胃俞。

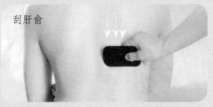

刮肝俞

2. 用面刮法自上而下刮拭胸腹部期门、中脘、天枢、气海至关元、归来。

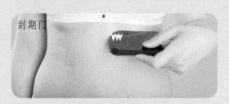

刮期门

3. 用面板法从上向下刮拭足三里、地机、三阴交。

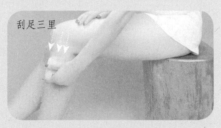

刮足三里

4. 用垂直按揉法按揉太冲。

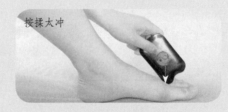

按揉太冲

温馨小贴士

WEN XIN XIAO TIE SHI

　　月经不调的女性首先要学会减压，缓解精神压力；其次要注意饮食起居，应该有规律、良好的生活习惯。日常生活要注意卫生，应选择柔软、棉质、通气性能良好的内裤，并勤洗勤换。在饮食方面应注意不要吃生冷类的食物，比如梨、香蕉，尤其在炎夏，应避免喝冷冻饮料；同时不要吃辛辣类的东西，如辣椒等，不然可能会引起痛经。多饮白开水。

盆腔炎是指妇女盆腔内生殖器官及其周围组织受细菌感染后引起的炎性病变。大多因流产、分娩、产褥、刮宫术消毒不严、经期不卫生等，被细菌感染后而引发。中医认为，本病的病理性质以肾气不足、带脉失约为本，湿热、瘀血、寒凝、痰湿为标，属于本虚标实证。在相关穴位上拔罐、刮痧可祛除湿邪、活血化瘀、培补元气，从而增强身体免疫力，对该病有一定疗效。

慢性盆腔炎

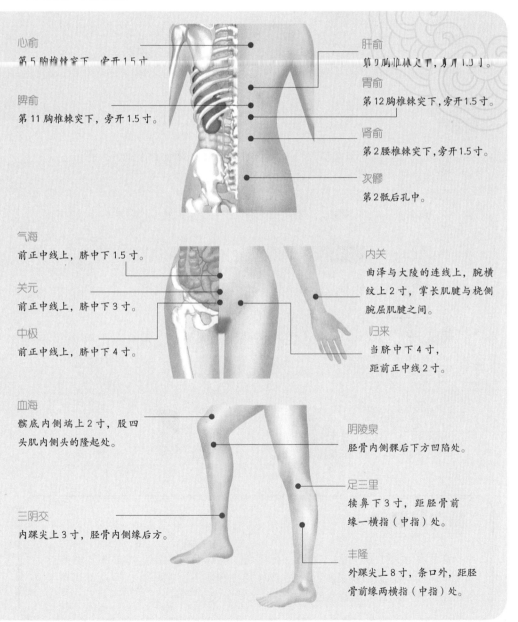

心俞
第5胸椎棘突下，旁开1.5寸。

脾俞
第11胸椎棘突下，旁开1.5寸。

肝俞
第9胸椎棘突下，旁开1.5寸。

胃俞
第12胸椎棘突下，旁开1.5寸。

肾俞
第2腰椎棘突下，旁开1.5寸。

次髎
第2骶后孔中。

气海
前正中线上，脐中下1.5寸。

关元
前正中线上，脐中下3寸。

中极
前正中线上，脐中下4寸。

内关
曲泽与大陵的连线上，腕横纹上2寸，掌长肌腱与桡侧腕屈肌腱之间。

归来
当脐中下4寸，距前正中线2寸。

血海
髌底内侧端上2寸，股四头肌内侧头的隆起处。

阴陵泉
胫骨内侧髁后下方凹陷处。

足三里
犊鼻下3寸，距胫骨前缘一横指（中指）处。

三阴交
内踝尖上3寸，胫骨内侧缘后方。

丰隆
外踝尖上8寸，条口外，距胫骨前缘两横指（中指）处。

拔罐治疗

选择两组穴位，第一组：关元、气海、归来，第二组：肝俞、肾俞、次髎、三阴交，每次选用1组穴位，留罐15~20分钟。起罐后，对拔罐部位进行消毒。这样的治疗每日1次，两组穴位交替进行，7次为1个疗程。

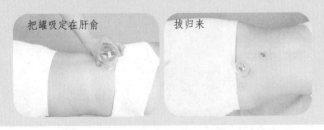

把罐吸定在肝俞　　　拔归来

刮痧治疗

1. 用面刮法从上向下刮拭背部双侧心俞、脾俞、胃俞、肾俞、次髎。
2. 用面刮法从上向下刮拭腹部气海、中极。
3. 用面刮法从上向下刮拭手臂内关。
4. 用面刮法从上向下刮拭下肢血海、阴陵泉、足三里、丰隆、三阴交。

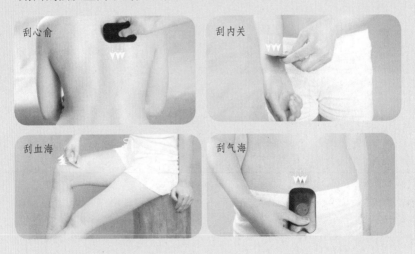

刮心俞　　　刮内关

刮血海　　　刮气海

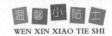

温馨小贴士
WEN XIN XIAO TIE SHI

日常要注意卫生。宜勤洗澡，勤换衣，内裤要经常加热消毒及日晒处理；经常清洗外阴，防止感染；性生活前后要注意清洗，保持卫生；人工流产术、分娩及妇科手术后一定要加强护理，防止细菌侵入。

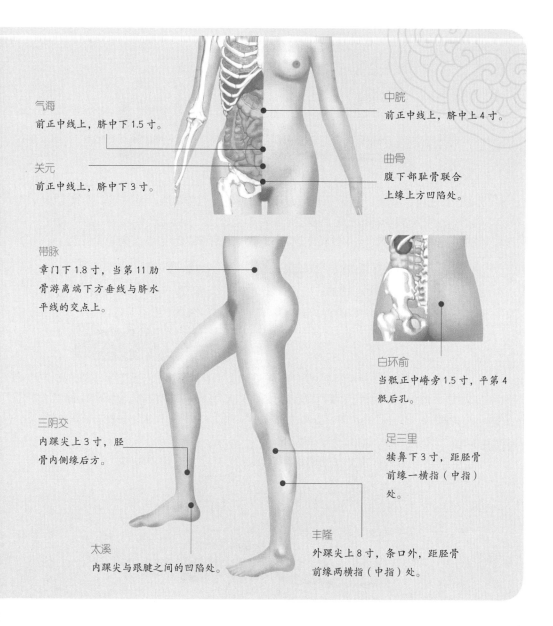

带下病是指妇女阴道分泌物增多，且连绵不断，色黄或色红、带血，或黏稠如脓，或清稀如水，气味腥臭。患者常伴有心烦、口干、头晕、腰酸痛、小腹有下坠感和肿痛感、阴部瘙痒、小便少及颜色黄、全身乏力等症状。中医认为，带下病的病机主要是脏腑功能失常，湿从内生；或下阴直接感染湿毒虫邪，致使湿邪损伤任带，使任脉不固，带脉失约，带浊下注胞中，流溢于阴窍而致。在相关穴位上艾灸、拔罐可利湿化浊、固摄止带。

带下病

气海
前正中线上，脐中下1.5寸。

关元
前正中线上，脐中下3寸。

带脉
章门下1.8寸，当第11肋骨游离端下方垂线与脐水平线的交点上。

三阴交
内踝尖上3寸，胫骨内侧缘后方。

太溪
内踝尖与跟腱之间的凹陷处。

中脘
前正中线上，脐中上4寸。

曲骨
腹下部耻骨联合上缘上方凹陷处。

白环俞
当骶正中嵴旁1.5寸，平第4骶后孔。

足三里
犊鼻下3寸，距胫骨前缘一横指（中指）处。

丰隆
外踝尖上8寸，条口外，距胫骨前缘两横指（中指）处。

1. 用温和灸法灸气海、白环俞、带脉、三阴交，以艾条点燃的一端对准施灸部位，距离皮肤 1.5 ~ 3 厘米，以感到施灸处温热、舒适为度。每日灸 1 ~ 2 次，每次灸 10 分钟，灸至皮肤产生红晕为止，5 次为 1 个疗程。

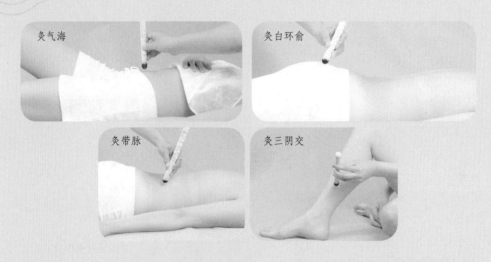

灸气海　　灸白环俞　　灸带脉　　灸三阴交

2. 带下色白、黏稠、无臭味，大便稀薄的患者，加灸中脘、足三里。手执艾条，以点燃的一端对准施灸部位，距离皮肤 1.5 ~ 3 厘米，以感到施灸处温热、舒适为度。每日灸 1 ~ 2 次，每次灸 10 分钟，灸至皮肤产生红晕为止，5 次为 1 个疗程。

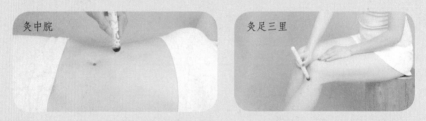

灸中脘　　灸足三里

3. 带下色白，或清冷如水，腰脊酸楚，怕冷；或带下量不多，但颜色呈淡红、黏稠，阴道干涩灼热的患者，加灸太溪。手执艾条，以点燃的一端对准施灸部位，距离皮肤 1.5 ~ 3 厘米，以感到施灸处温热、舒适为度。每日灸 1 ~ 2 次，每次灸 10 分钟，灸至皮肤产生红晕为止，5 次为 1 个疗程。

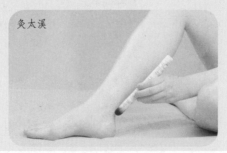

灸太溪

拔罐治疗

1. 让患者取仰卧位，用艾条对关元、曲骨、足三里、丰隆分别灸10分钟，以有温热感为宜。小心操作，防止烫伤皮肤。

2. 将罐吸拔在已灸过的穴位，留罐10～15分钟。起罐后，对其穴位皮肤进行消毒处理，这样的治疗隔1～3天1次。

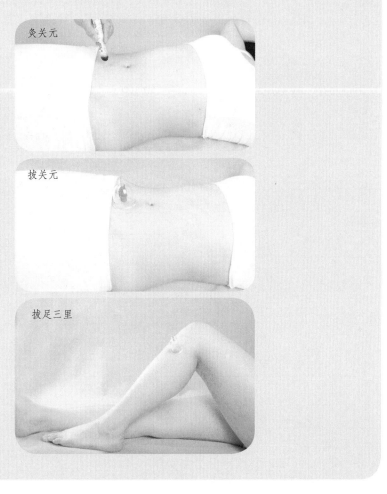

灸关元

拔关元

拔足三里

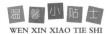
WEN XIN XIAO TIE SHI

　　平时应积极参加体育锻炼，增强体质，下腹部要保暖，防止风冷之邪入侵，饮食要有节制，不吃生冷辛辣和刺激性的食物，戒烟酒，免伤脾胃。注意阴部卫生，节制房事。经期禁止游泳，防止病菌上行感染；浴具要分开；有脚癣者，脚布与洗会阴布分开；提倡淋浴，厕所改为蹲式，以防交叉感染。

乳腺增生

　　乳腺增生是指乳腺上皮和纤维组织增生，乳腺组织导管和乳小叶在结构上的退行性病变及进行性结缔组织的生长，其发病原因主要是内分泌失调。主要症状以乳房疼痛及乳房肿块为主，且多与月经周期情志变化、劳累过度等因素有关，或伴乳头痛、乳头溢液等。中医认为，乳腺小叶增生系肝气郁结，与情绪不快、情志抑郁等因素有关。在相关穴位艾灸、拔罐能化痰散结、调理冲任，可使肿块缩小或消失。

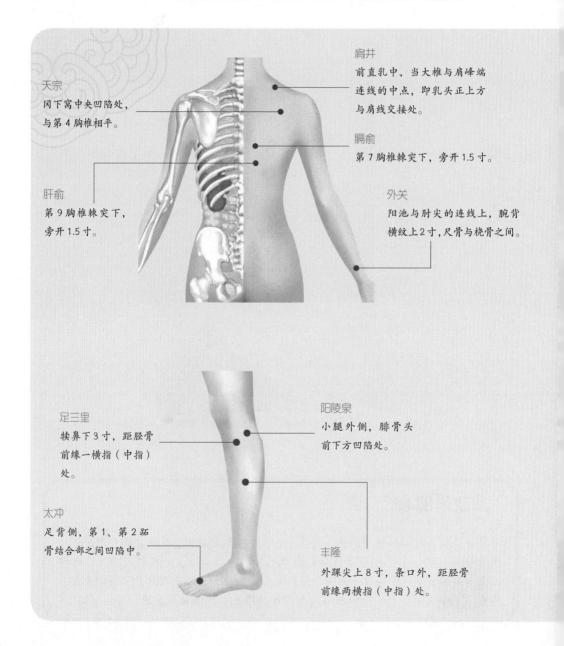

天宗
冈下窝中央凹陷处，
与第4胸椎相平。

肩井
前直乳中，当大椎与肩峰端
连线的中点，即乳头正上方
与肩线交接处。

膈俞
第7胸椎棘突下，旁开1.5寸。

肝俞
第9胸椎棘突下，
旁开1.5寸。

外关
阳池与肘尖的连线上，腕背
横纹上2寸，尺骨与桡骨之间。

足三里
犊鼻下3寸，距胫骨
前缘一横指（中指）
处。

阳陵泉
小腿外侧，腓骨头
前下方凹陷处。

太冲
足背侧，第1、第2跖
骨结合部之间凹陷中。

丰隆
外踝尖上8寸，条口外，距胫骨
前缘两横指（中指）处。

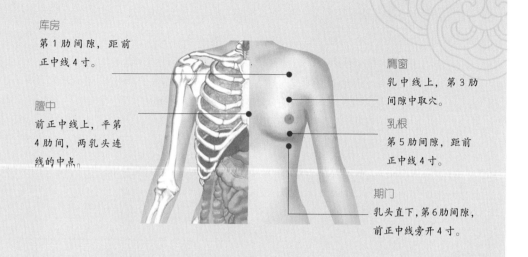

库房
第1肋间隙，距前
正中线4寸。

膺窗
乳中线上，第3肋
间隙中取穴。

膻中
前正中线上，平第
4肋间，两乳头连
线的中点。

乳根
第5肋间隙，距前
正中线4寸。

期门
乳头直下，第6肋间隙，
前正中线旁开4寸。

拔罐治疗

1. 将罐吸拔在肩井、天宗、肝俞、外关，留罐10～15分钟。留罐时要密切关注罐内皮肤的变化，当皮肤充血或有瘀血拔出时即可起罐。起罐后，要对穴位皮肤进行消毒。

2. 将罐吸拔在库房、膺窗、膻中、乳根、期门、阳陵泉、丰隆，留罐10～15分钟，每日1次。上述拔罐可根据患者的体质选择其中的5～6个穴位拔罐，每次拔罐上述穴位交替使用。

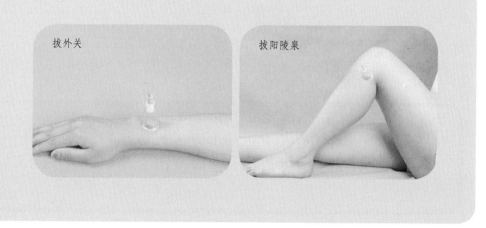

拔外关

拔阳陵泉

1. 用温和灸法灸膺窗、乳根、膻中、阳陵泉，以艾条点燃的一端对准施灸部位，距离皮肤 1.5 ~ 3 厘米，以感到施灸处温热、舒适为度。每日灸 1 次，每次 10 分钟。

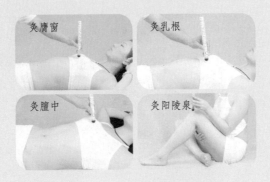

2. 月经前后或情绪有波动时，乳房内的肿块随之发生变化，或大或小的患者，加灸膈俞、太冲。手执艾条，以点燃的一端对准施灸部位，距离皮肤 1.5 ~ 3 厘米，以感到施灸处温热、舒适为度。每日灸 1 次，每次 20 分钟。

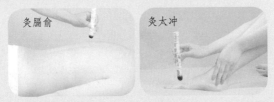

3. 乳房内肿块如同一个鸡蛋，摸上去坚实光滑，没有明显肿胀感，头晕，胸闷，痰多的患者，加灸足三里、丰隆。手执艾条，以点燃的一端对准施灸部位，距离皮肤 1.5 ~ 3 厘米，以感到施灸处温热、舒适为度。隔日灸 1 次，每次灸 3 ~ 15 分钟，灸至皮肤产生红晕为止。

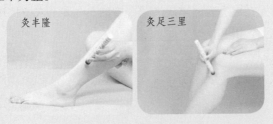

温馨小贴士

WEN XIN XIAO TIE SHI

　　乳腺增生的普遍性应该为每位女性朋友所重视。乳腺增生早期预防才是关键，故应保持良好的生活习惯，健康的饮食，养成良好的卫生习惯。

妊娠呕吐是指孕妇在早孕期间经常出现择食、食欲不振、轻度恶心呕吐、头晕、倦怠等早孕反应，一般于停经40天左右开始，孕12周以内消失。而少数孕妇出现频繁呕吐，不能进食，导致体重下降，脱水，酸碱平衡失调，以及水、电解质代谢紊乱，严重者危及生命。中医认为，妊娠后月经停闭，血聚于下养胎，冲脉之气上逆，使胃失和降而致恶心、呕吐。在相关穴位上按摩、拔罐能够疏肝和胃、降逆止呕，从而缓解症状。

妊娠
呕吐

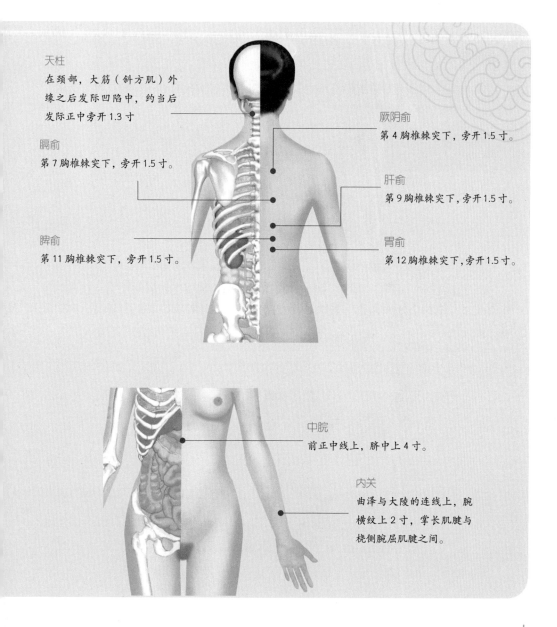

天柱
在颈部，大筋（斜方肌）外缘之后发际凹陷中，约当后发际正中旁开1.3寸

膈俞
第7胸椎棘突下，旁开1.5寸。

脾俞
第11胸椎棘突下，旁开1.5寸。

厥阴俞
第4胸椎棘突下，旁开1.5寸。

肝俞
第9胸椎棘突下，旁开1.5寸。

胃俞
第12胸椎棘突下，旁开1.5寸。

中脘
前正中线上，脐中上4寸。

内关
曲泽与大陵的连线上，腕横纹上2寸，掌长肌腱与桡侧腕屈肌腱之间。

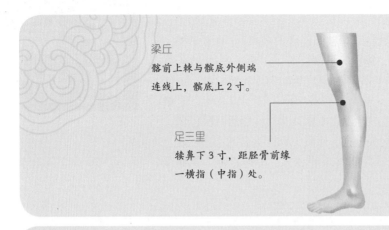

梁丘

髂前上棘与髌底外侧端
连线上，髌底上2寸。

足三里

犊鼻下3寸，距胫骨前缘
一横指（中指）处。

按摩治疗

1. 按揉中脘，用拇指指腹按压中脘约30秒，然后按顺时针方向按揉约2分钟，以局部出现酸、麻、胀感为佳。

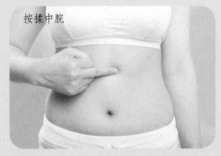

按揉中脘

2. 按揉胃俞、肝俞、脾俞、膈俞，按摩者用两手拇指指腹同时用力，按顺时针方向按揉穴位约2分钟，然后按逆时针方向按揉约2分钟，以局部出现酸、麻、胀感为佳。

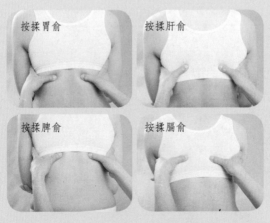

按揉胃俞　　按揉肝俞

按揉脾俞　　按揉膈俞

辅助穴位：头颈部天柱，上肢内关，下肢梁丘、足三里。

拔罐治疗

1. 对厥阴俞、中脘、内关位皮肤进行消毒。有出血倾向的患者不可用刺络拔罐法。

2. 用三棱针点刺已消毒的穴位，以微出血为度。在针刺过程中要缓解患者情绪，患者身体不可抖动，避免造成伤害。

3. 把罐吸拔在点刺过的穴位上，留罐 15 ~ 20 分钟。起罐后，擦去血迹，并对穴位皮肤进行消毒，以免感染。这样的治疗每日 1 次。

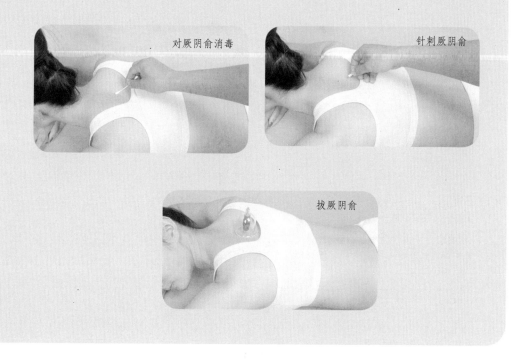

对厥阴俞消毒

针刺厥阴俞

拔厥阴俞

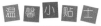
WEN XIN XIAO TIE SHI

在预防和护理方面要注意以下 2 点。

1. 对早孕反应有正确的认识。妊娠是一个正常的生理过程，在妊娠早期出现的轻微恶心呕吐属于正常反应，不久就可消失，不应有过重的思想负担，保持情志的安定与舒畅。

2. 减少诱发因素，避免烟、酒、厨房油烟的刺激，居室尽量布置得清洁、安静、舒适。避免油漆、涂料、杀虫剂等化学品的异味，呕吐后应立即清除呕吐物，以避免引起恶性刺激，并用温开水漱口，保持口腔清洁。

产后腹痛

产后腹痛又称儿枕痛。可因产后伤血，百脉空虚，血少气弱，推行无力，以致血流不畅而瘀滞；也可因产后虚弱，寒邪乘虚而入，血为寒凝，瘀血内停，不通则痛而致。在相应穴位按摩、拔罐可散寒止痛、活血化瘀，从而缓解症状。

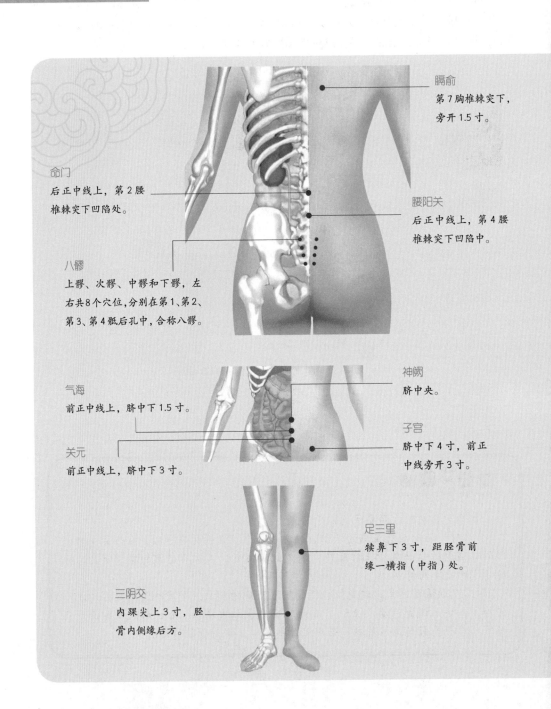

膈俞
第7胸椎棘突下，旁开1.5寸。

命门
后正中线上，第2腰椎棘突下凹陷处。

腰阳关
后正中线上，第4腰椎棘突下凹陷中。

八髎
上髎、次髎、中髎和下髎，左右共8个穴位，分别在第1、第2、第3、第4骶后孔中，合称八髎。

神阙
脐中央。

气海
前正中线上，脐中下1.5寸。

子宫
脐中下4寸，前正中线旁开3寸。

关元
前正中线上，脐中下3寸。

足三里
犊鼻下3寸，距胫骨前缘一横指（中指）处。

三阴交
内踝尖上3寸，胫骨内侧缘后方。

按摩治疗

1. 按揉命门、膈俞。按摩者用拇指按顺时针方向按揉命门、膈俞约 2 分钟，然后按逆时针方向按揉约 2 分钟，以局部出现酸、麻、胀感为佳。

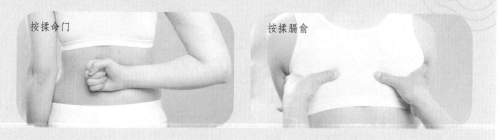

按揉命门　　　　　　　　　　　　　　按揉膈俞

2. 推擦八髎。手掌伸直，用掌面着力，紧贴骶部两侧皮肤，自上向下连续不断地直线往返摩擦 5 ~ 10 分钟。

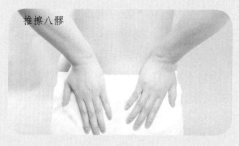

推擦八髎

3. 按揉气海。用拇指指腹按压气海约 30 秒，然后按顺时针方向按揉约 2 分钟，以局部出现酸、麻、胀感为佳。

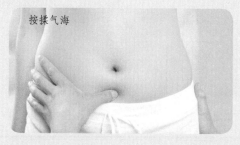

按揉气海

4. 点按关元。用拇指指腹轻轻点按关元约 2 分钟，以局部出现酸、麻、胀感为佳。

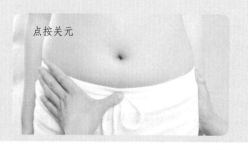

点按关元

5. 按揉三阴交。用拇指按顺时针方向按揉三阴交约2分钟，然后按逆时针方向按揉约2分钟，以局部出现酸、麻、胀感为佳。

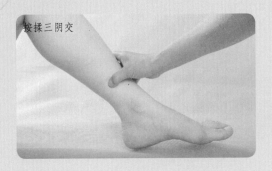

按揉三阴交

拔罐治疗

1. 将罐吸拔于肾俞、腰阳关、八髎，留罐15～20分钟。留罐过程中，要注意观察罐内皮肤的变化，当皮肤充血或瘀血时即可起罐。

2. 起罐后，再让患者取仰卧位，将罐吸拔在子宫、气海、关元、足三里、三阴交，痛止即止，1～2次为1个疗程。

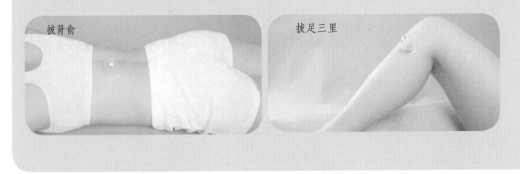

拔肾俞　　　　　　　　　　　　　　　拔足三里

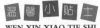

温馨小贴士
WEN XIN XIAO TIE SHI

　　产后腹痛患者的饮食宜清淡，少吃生冷食物。山芋、黄豆、蚕豆、豌豆、牛奶、白糖等容易引起胀气的食物，也应少食。注意保持大便畅通，便质以偏烂为宜。产妇不要卧床不动，应及早起床活动，并按照体力渐渐增加活动量。产妇宜食用羊肉、山楂、红糖、红小豆等。常用食疗方法有当归生姜羊肉汤、八宝山楂饮、桂皮红糖汤、当归煮猪肝等。如果产妇腹痛较重并伴高热（39℃以上）、恶露秽臭色暗，应考虑感染加重，应立即就医，以免贻误病情。

产后缺乳是指妇女产后乳汁分泌量甚少或全无，不能满足婴儿的需要。中医认为，产后缺乳是因产妇气血亏虚、不能生化乳汁，或因肝气郁结、气机不畅导致的。在以下穴位上拔罐能够调理气血、疏通乳络，可取得较好效果。

产后
缺乳

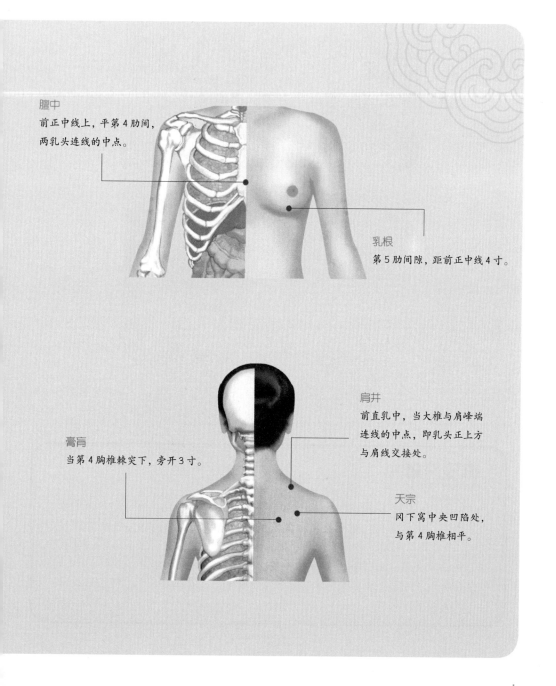

膻中
前正中线上，平第4肋间，两乳头连线的中点。

乳根
第5肋间隙，距前正中线4寸。

肩井
前直乳中，当大椎与肩峰端连线的中点，即乳头正上方与肩线交接处。

膏肓
当第4胸椎棘突下，旁开3寸。

天宗
冈下窝中央凹陷处，与第4胸椎相平。

拔罐治疗

让患者取坐位、俯卧（背部）或仰卧（腹部），以方便舒适为宜。将罐吸拔在天宗、肩井、膏肓、乳根、膻中，留罐20分钟。起罐后，要对穴位皮肤进行消毒，以防感染。这样的治疗每日或隔日1次，5次为1个疗程。

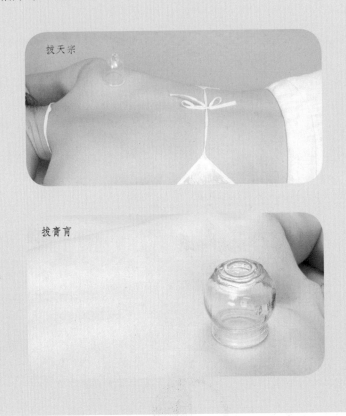

拔天宗

拔膏肓

温馨小贴士
WEN XIN XIAO TIE SHI

正确、合理的生活、饮食、精神等方面的调理对产后缺乳的防治非常重要。及早开乳，养成良好的哺乳习惯，按需哺乳，勤哺乳，一侧乳房吸空后再吸另一侧。若婴儿未吸空，应将多余乳汁挤出。保证产妇充分的睡眠和足够的营养，但不要滋腻太过。应鼓励产妇少食多餐，多食新鲜蔬菜、水果，多饮汤水，多食催乳食品，如花生米、黄花菜、木耳、香菇等。还要保持乐观、舒畅的心情，避免过度的精神刺激。

更年期综合征在中医学亦称"经绝前后诸证"。中医认为，妇女停经前后肾气渐衰，脏腑功能逐渐衰退，人体阴阳失去平衡，因而出现面红潮热、眩晕头胀、烦躁易怒、抑郁忧愁、心悸失眠、阴道干涩灼热、腰酸背痛、骨质疏松等症状。病位在肾与胞宫，与肝脾等脏器功能有关。在相关穴位上拔罐、刮痧能够补益肾精、调理冲任，从而改善症状。

更年期综合征

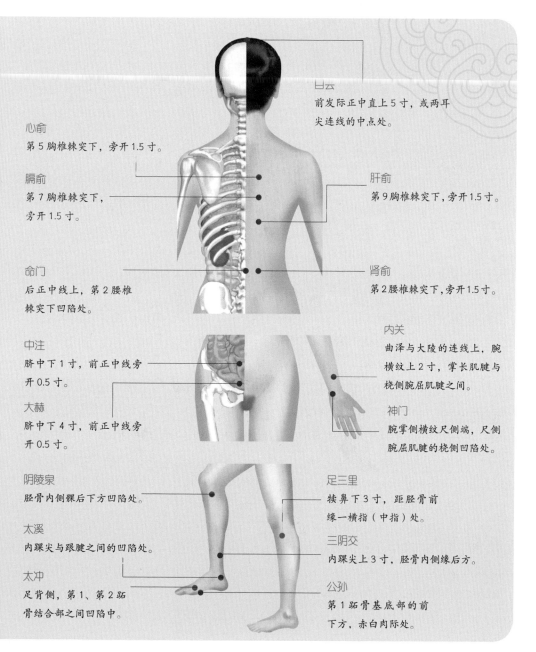

百会
前发际正中直上5寸，或两耳尖连线的中点处。

心俞
第5胸椎棘突下，旁开1.5寸。

膈俞
第7胸椎棘突下，旁开1.5寸。

肝俞
第9胸椎棘突下，旁开1.5寸。

命门
后正中线上，第2腰椎棘突下陷处。

肾俞
第2腰椎棘突下，旁开1.5寸。

中注
脐中下1寸，前正中线旁开0.5寸。

大赫
脐中下4寸，前正中线旁开0.5寸。

内关
曲泽与大陵的连线上，腕横纹上2寸，掌长肌腱与桡侧腕屈肌腱之间。

神门
腕掌侧横纹尺侧端，尺侧腕屈肌腱的桡侧凹陷处。

阴陵泉
胫骨内侧髁后下方凹陷处。

足三里
犊鼻下3寸，距胫骨前缘一横指（中指）处。

太溪
内踝尖与跟腱之间的凹陷处。

三阴交
内踝尖上3寸，胫骨内侧缘后方。

太冲
足背侧，第1、第2跖骨结合部之间凹陷中。

公孙
第1跖骨基底部的前下方，赤白肉际处。

1. 先让患者取俯卧位，用食指脂腹在心俞、膈俞、肾俞、肝俞上按摩 3 ~ 5 分钟；再让患者取仰卧位，用食指指腹在关元上按摩 3 ~ 5 分钟。

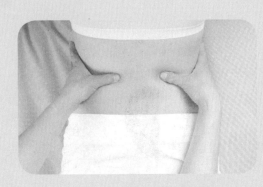

2. 先将罐吸拔在心俞、膈俞、肾俞、肝俞上，留罐 20 ~ 25 分钟。拔罐完毕，再将罐吸拔在关元上，留罐 20 ~ 25 分钟。每日 1 次，5 次为 1 个疗程。

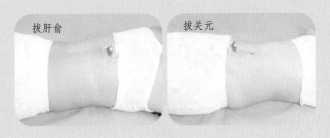

拔肝俞　　　　　　　　　　拔关元

刮痧治疗

1. 放松身体，以单角法刮拭头部百会。
2. 用面刮法从上向下刮拭背腰部命门、双侧肝俞到肾俞。
3. 用面刮法从上向下刮拭腹部双侧中注至大赫。
4. 用面刮法从上向下刮拭上肢内关、神门。
5. 用面刮法从上向下刮拭下肢足三里、阴陵泉、三阴交、公孙。
6. 用平面按揉法按揉太溪，再用垂直按揉法按揉足部太冲。

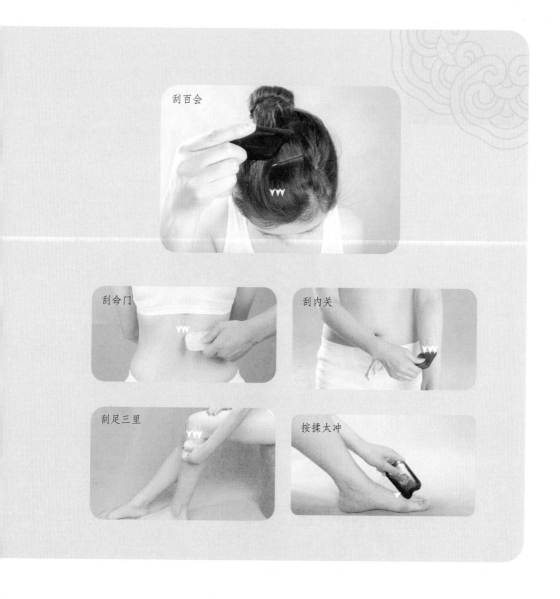

刮百会

刮命门

刮内关

刮足三里

按揉太冲

温馨小贴士
WEN XIN XIAO TIE SHI

　　处于更年期的朋友，要注意自我调节：一是正确认识更年期是人体激素水平下降引起的生理现象，是不可逆转的自然发展规律；二是尽可能保持良好的精神状态，做到乐观豁达、积极向上、精神放松；三是尽可能多地参加社会活动，以拓宽生活领域，充实生活内容，更好地维护心理健康，以减轻及避免更年期综合征的发生与发展。

遗 精

遗精是指无性交而精液自行外泄的一种男性疾病。有梦（睡眠时）而精液外泄者为梦遗；无梦（清醒时）而精液外泄者为滑精，但无论是梦遗还是滑精都称遗精。中医认为，遗精的病位在心、肝、肾；病因为脏虚、湿热、痰火、瘀血；基本病机为脏虚失固，邪扰精室所致。在相关穴位拔罐、刮痧可调肾固精、补益虚损。

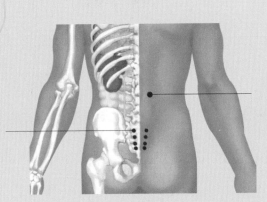

肾俞
第2腰椎棘突下，旁开1.5寸。

八髎
上髎、次髎、中髎和下髎，左右共8个穴位，分别在第1、第2、第3、第4骶后孔中，合称八髎。

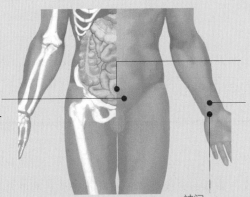

关元
前正中线上，脐中下3寸。

大赫
脐中下4寸，前正中线旁开0.5寸。

内关
曲泽与大陵的连线上，腕横纹上2寸，掌长肌腱与桡侧腕屈肌腱之间。

神门
腕掌侧横纹尺侧端，尺侧腕屈肌腱的桡侧凹陷处。

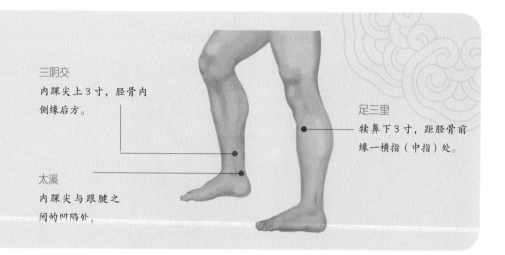

三阴交
内踝尖上3寸，胫骨内
侧缘后方。

足三里
犊鼻下3寸，距胫骨前
缘一横指（中指）处。

太溪
内踝尖与跟腱之
间的凹陷处。

拔罐治疗

1. 在背部的肾俞、八髎拔罐，分别留罐10分钟。注意观察罐内皮肤变化，等罐内皮肤充血或拔出瘀血时即可起罐。

2. 背部拔罐完毕后，再让患者取仰卧位，在关元、大赫、足三里、内关、神门、太溪拔罐，留罐10分钟。起罐后对穴位皮肤进行消毒处理。这样的治疗每日1次。

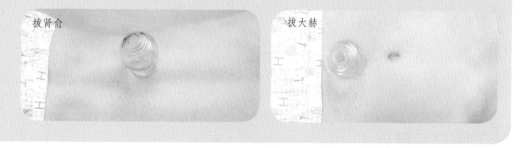

拔肾俞

拔大赫

刮痧治疗

1. 用面刮法从上向下刮拭背骶部双侧肾俞、八髎。

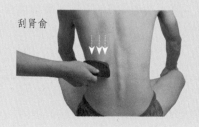

刮肾俞

2. 用面刮法从上向下刮拭腹部关元、双侧大赫。

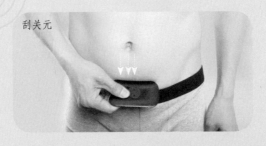

刮关元

3. 用面刮法从上向下刮拭下肢足三里、三阴交。

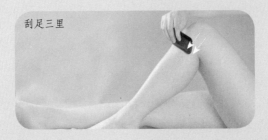

刮足三里

4. 用平面按揉法按揉足部太溪。

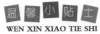

温馨小贴士
WEN XIN XIAO TIE SHI

　　提醒男性朋友：勿把生理现象视为疾病，徒增精神负担。若成人未婚或婚后久别，1～2周出现1次遗精，遗精后并无不适，这是生理现象。千万不要为此忧心忡忡，背上思想包袱，自寻烦恼。得病之后，不要过分紧张。遗精时不要中途忍精，不要用手捏住阴茎不使精液流出，以免败精贮留精宫，变生他病。遗精后不要受凉，更不要用冷水洗涤，以防寒邪乘虚而入。少进烟、酒、茶、咖啡、葱、蒜等刺激性物品。不用烫水洗澡，睡时宜屈膝侧卧位，被褥不宜过厚，内裤不宜过紧。

阳痿是指成年男子阴茎不能勃起或勃起不坚，不能进行正常性生活的一种男性疾病。大体可分为虚证阳痿及实证阳痿。中医认为，阳痿是因男性阴阳平衡失调，出现阴茎不能勃起，或勃起不坚或坚而不持久，以致不能完成性交的情况。在相关穴位上拔罐、刮痧能够补益肾气、荣养宗筋，从而改善症状。

阳 痿

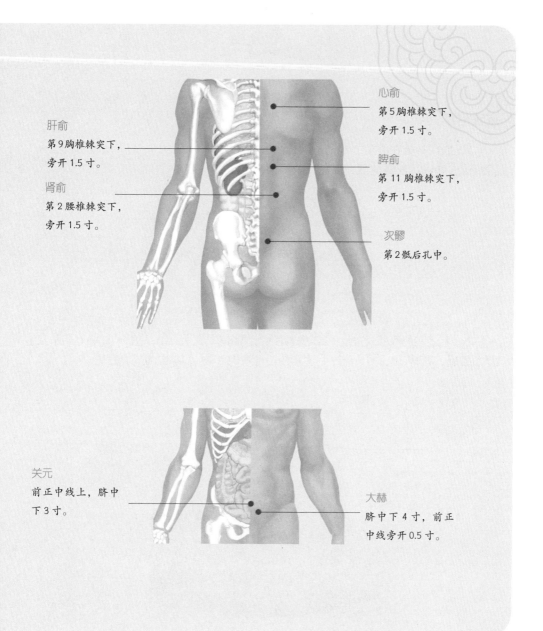

肝俞
第9胸椎棘突下，
旁开1.5寸。

肾俞
第2腰椎棘突下，
旁开1.5寸。

心俞
第5胸椎棘突下，
旁开1.5寸。

脾俞
第11胸椎棘突下，
旁开1.5寸。

次髎
第2骶后孔中。

关元
前正中线上，脐中
下3寸。

大赫
脐中下4寸，前正
中线旁开0.5寸。

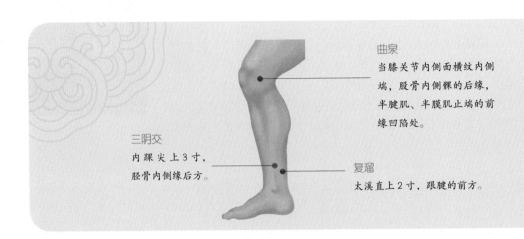

曲泉
当膝关节内侧面横纹内侧
端，股骨内侧髁的后缘，
半腱肌、半膜肌止端的前
缘凹陷处。

三阴交
内踝尖上3寸，
胫骨内侧缘后方。

复溜
太溪直上2寸，跟腱的前方。

拔罐治疗

1. 把罐吸拔在心俞、肝俞、脾俞、肾俞、次髎，留罐10~15分钟。起罐后，对穴位皮肤进行消毒处理，以免皮肤感染。

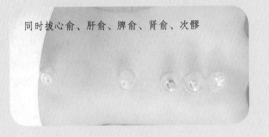

同时拔心俞、肝俞、脾俞、肾俞、次髎

2. 上述穴位吸拔完毕，再让患者取合适体位，在关元、大赫、曲泉、三阴交、复溜拔罐，留罐10~15分钟。这样的治疗每日1次，10次为1个疗程。

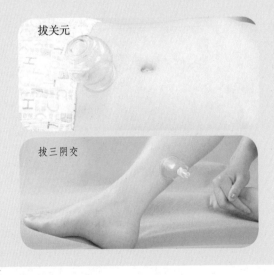

拔关元

拔三阴交

刮痧治疗

1. 用面刮法从上向下分段刮拭双侧心俞、肝俞、脾俞、肾俞、次髎。

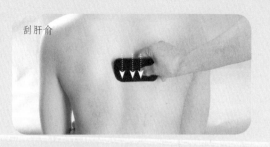

刮肝俞

2. 用面刮法从上向下刮拭腹部关元、双侧大赫。

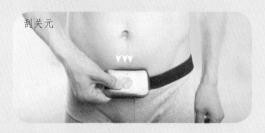

刮关元

3. 用面刮法从上向下刮拭下肢曲泉、三阴交、复溜。

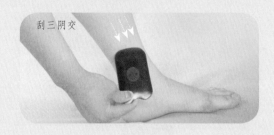

刮三阴交

按摩治疗

搓揉睾丸：以双手的食指、中指托住同侧睾丸的下面，再用拇指按压其上，如数念珠一样轻轻揉搓两侧睾丸，其力量以睾丸不痛或微酸胀为宜，左右各 150 ~ 200 次。

捻动精索：以双手拇指、食指、中指对称捻动根部、阴囊上方之精索，其力量以酸胀或舒适感为度，左右各 50 次。

按摩涌泉：以左手按摩右足心涌泉 100 次，以右手按摩左足心涌泉 100 次，若于每晚热水足浴后按摩疗效更佳。

前列腺炎

前列腺炎是男性生殖系统的常见病。只有少数患者有急性病史。慢性前列腺炎有排尿延迟、尿后滴尿或滴出白色前列腺液、遗精、早泄、阳痿等症状。中医认为，体内有寒积、热积、气积、血瘀等毒素在，这些毒素长期在体内蕴结，导致生理功能无法正常运转而发本病。在相关穴位上刮痧、拔罐能够清利下焦、健脾补肾。

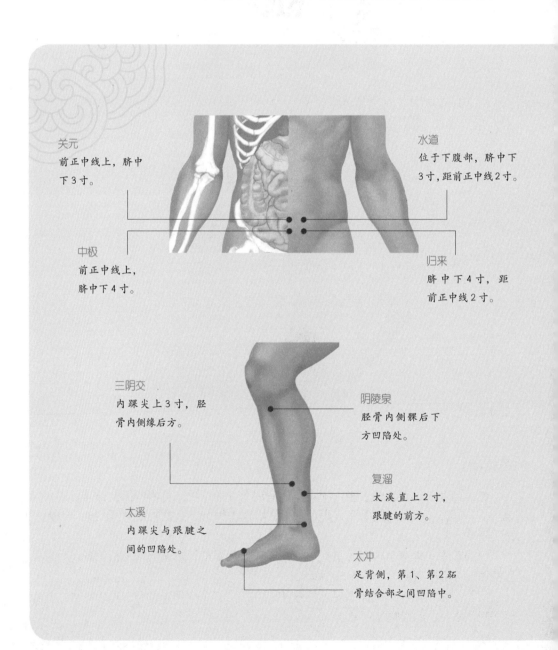

关元
前正中线上，脐中下3寸。

水道
位于下腹部，脐中下3寸，距前正中线2寸。

中极
前正中线上，脐中下4寸。

归来
脐中下4寸，距前正中线2寸。

三阴交
内踝尖上3寸，胫骨内侧缘后方。

阴陵泉
胫骨内侧髁后下方凹陷处。

复溜
太溪直上2寸，跟腱的前方。

太溪
内踝尖与跟腱之间的凹陷处。

太冲
足背侧，第1、第2跖骨结合部之间凹陷中。

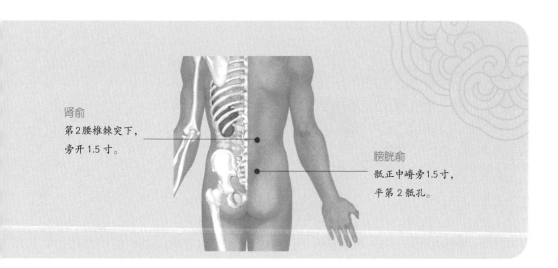

肾俞
第2腰椎棘突下，
旁开1.5寸。

膀胱俞
骶正中嵴旁1.5寸，
平第2骶孔。

拔罐治疗

1. 把罐吸拔在关元、中极、阴陵泉、三阴交、太冲，留罐 10 ~ 15 分钟。起罐后，要对穴位处皮肤进行消毒。

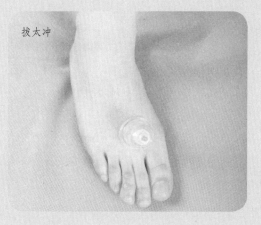

拔太冲

2. 操作结束后，再让患者取合适体位，把罐吸拔在肾俞、膀胱俞、太溪，留罐 10 ~ 15 分钟。起罐后，对穴位皮肤进行消毒。这样的治疗每日或隔日 1 次。

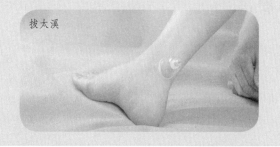

拔太溪

1. 用面刮法从上向下刮拭腰骶部肾俞至膀胱俞。

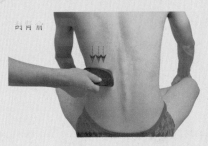

2. 用面刮法从上向下刮拭腹部中极至关元，双侧水道至归来。

刮水道至归来

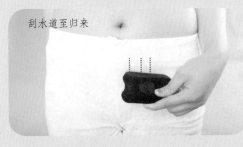

3. 用面刮法从上向下刮拭下肢阴陵泉至三阴交，复溜至太溪。

刮复溜

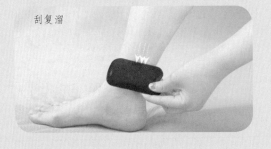

温馨小贴士
WEN XIN XIAO TIE SHI

　　前列腺炎患者往往生活、饮食极不规律。因此在规范治疗的同时，尚需注意自我调护：加强锻炼，根据个人情况选择爬山、慢跑、快走、游泳等易开展的运动；戒酒，忌食辛辣刺激性食物，但不主张严格限制饮食；避免手淫，提倡规律正常的性生活；避免过劳、感冒受凉、憋尿和骑车过久；避免久坐，指坐位时间超过2小时；保持大便通畅；坚持热水坐浴或热水袋热敷会阴。

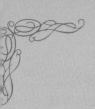
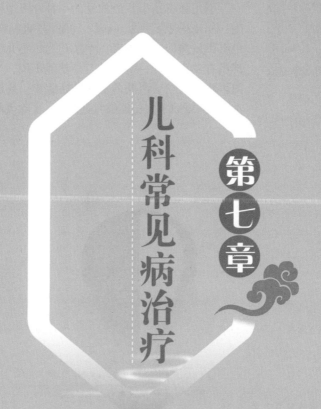

第七章

儿科常见病治疗

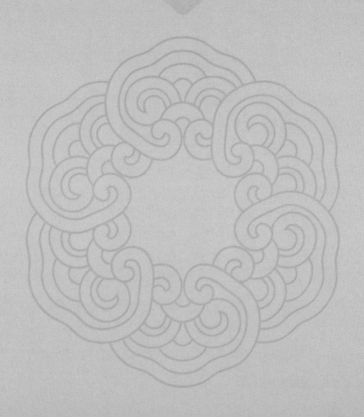
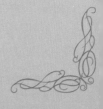

小儿肺炎

小儿肺炎是小儿最常见的一种呼吸道疾病，四季均易发生，临床表现为发热、咳嗽、气促、呼吸困难和肺部细湿啰音，也有不发热而咳喘重者。中医认为，小儿从形体到生理功能都没有发育完善，特别是卫外功能不固，当外因邪气侵袭，内因腠理疏松、肌肤薄弱、肺娇脾虚、痰浊内蕴时，则易发本病。拔罐以下穴位能够宣通肺气、祛除风邪，从而缓解症状。

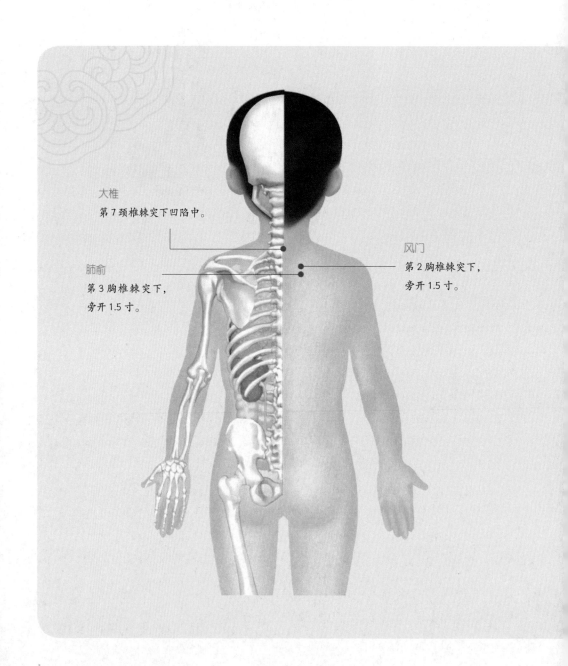

大椎
第7颈椎棘突下凹陷中。

肺俞
第3胸椎棘突下，旁开1.5寸。

风门
第2胸椎棘突下，旁开1.5寸。

拔罐治疗

1. 让小儿取俯卧位，暴露背部，在大椎、风门、肺俞皮肤周围涂上润滑油，以免拔伤小儿娇嫩皮肤。

2. 将罐吸拔在穴位上，吸力不要太强，留罐 10 分钟左右。起罐时，动作要轻柔。这样的治疗每日或隔日 1 次，10 次为 1 个疗程。

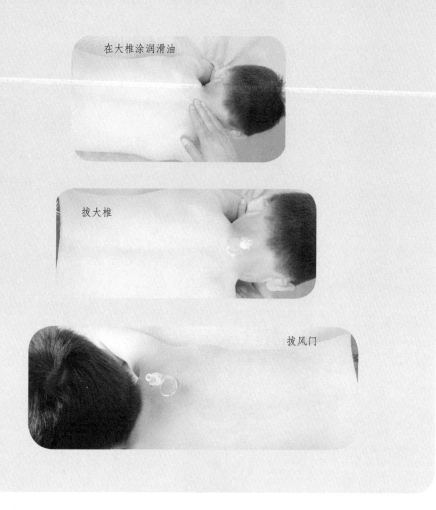

在大椎涂润滑油

拔大椎

拔风门

温馨小贴士
WEN XIN XIAO TIE SHI

防止小儿肺炎的重点在于平时加强小儿的体格锻炼，及时治疗感冒和支气管炎。另外，还要给小儿必需和足够的营养，一定要争取母乳喂养至少 4 个月，然后合理地添加辅食。

小儿腹泻

小儿腹泻，又名婴幼儿消化不良，是婴幼儿期的一种急性胃肠道功能紊乱，以腹泻、呕吐为主的综合征，以夏秋季节发病率最高。本病致病因素分为三方面：体质、感染及消化功能紊乱。临床主要表现为大便次数增多、排稀便和水、电解质紊乱。在相关穴位上拔罐能够祛风除邪、健脾和胃、调和阴阳与脏腑功能，从而达到止泻的目的。

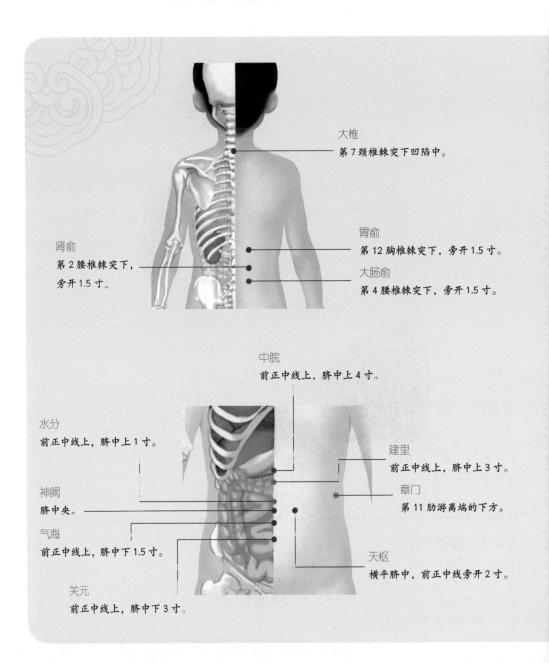

大椎
第7颈椎棘突下凹陷中。

胃俞
第12胸椎棘突下，旁开1.5寸。

肾俞
第2腰椎棘突下，旁开1.5寸。

大肠俞
第4腰椎棘突下，旁开1.5寸。

中脘
前正中线上，脐中上4寸。

水分
前正中线上，脐中上1寸。

建里
前正中线上，脐中上3寸。

神阙
脐中央。

章门
第11肋游离端的下方。

气海
前正中线上，脐中下1.5寸。

天枢
横平脐中，前正中线旁开2寸。

关元
前正中线上，脐中下3寸。

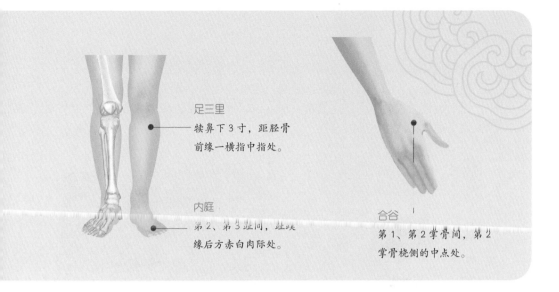

足三里

犊鼻下3寸，距胫骨
前缘一横指中指处。

内庭

第2、第3趾间，趾蹼
缘后方赤白肉际处。

合谷

第1、第2掌骨间，第2
掌骨桡侧的中点处。

拔罐治疗

1. 让小儿取俯卧位，把罐吸拔在气海俞、大肠俞、关元俞，留罐2～5分钟。因小儿皮肤娇嫩，拔罐时吸力不要太强，以免拉伤皮肤。起罐时，动作要轻柔。

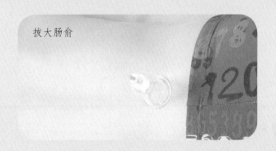

拔大肠俞

2. 起罐后，再让小儿取仰卧位，把罐吸拔在水分、天枢、神阙、气海、关元，留罐2～5分钟。以上穴位每次拔罐可选择3～5个，以免拔罐太多而小儿无法耐受。

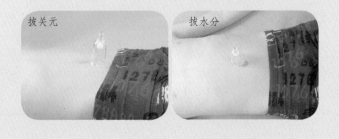

拔关元

拔水分

刮痧治疗

1. 用面刮法从上向下刮拭背腰部大椎，双侧胃俞、肾俞。
2. 用面刮法从上向下刮拭胸腹部中脘、建里、气海，及双侧章门。
3. 用面刮法从上向下刮拭下肢足三里，再用垂直按揉法按揉下肢内庭。
4. 用平面按揉法按揉手背合谷。

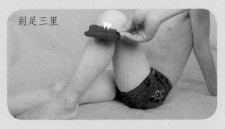
刮足三里

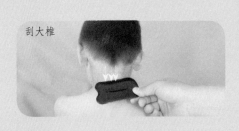
刮大椎

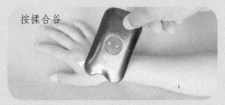
按揉合谷

小儿腹泻是常见病，在日常生活中，妈妈们应注意以下护理措施。

1. 注意小儿的腹部保暖。患有腹泻的小儿，肠蠕动本已增快，如腹部再受凉则肠蠕动更快，从而加重病情。

2. 调整好小儿的饮食，减轻胃肠道的负担。宜给小儿吃些易消化的食物，如米汤、糖盐水，甚至暂禁食，使胃肠功能得以恢复，以加快疾病的痊愈。

3. 要注意保护好患病小儿的臀部。便后应用细软的卫生纸轻擦，或用细软的纱布蘸水轻轻洗净，洗后可涂些油脂类的药膏，以防红臀，并及时更换尿布，以避免粪便、尿液浸渍的尿布与皮肤摩擦而发生破溃。

小儿疳积是指由于喂养不当，或寄生虫病等引起，使小儿脾胃受损而导致全身虚弱、消瘦面黄、发枯等慢性病证。中医认为，胃司受纳，脾主运化，脾胃调和方能知饥欲食，食而能化。在以下穴位上拔罐可健脾益胃、消积导滞，对于本病有较好的疗效。

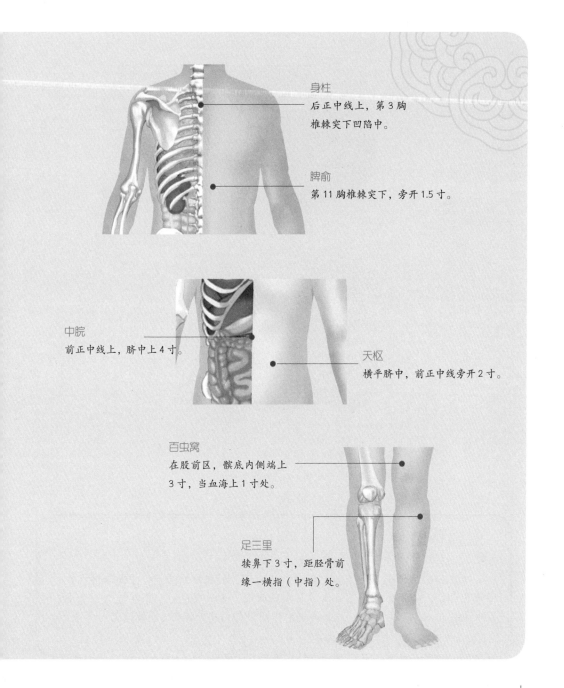

身柱
后正中线上，第3胸椎棘突下凹陷中。

脾俞
第11胸椎棘突下，旁开1.5寸。

中脘
前正中线上，脐中上4寸。

天枢
横平脐中，前正中线旁开2寸。

百虫窝
在股前区，髌底内侧端上3寸，当血海上1寸处。

足三里
犊鼻下3寸，距胫骨前缘一横指（中指）处。

让小儿取合适体位，把罐吸拔在身柱、中脘、天枢、脾俞、足三里。因小儿皮肤娇嫩，拔罐前要在穴位皮肤上涂上一层润滑油。拔罐时吸力不可太强，以免小儿身体不能承受。留罐时间为 5～10 分钟，起罐后要对拔罐部位进行消毒。可根据病情配相应穴位，对脾胃虚弱的小儿，加配胃俞、章门；对因感染虫疾引起疳积的小儿，应加配百虫窝。这样的治疗每日 1 次，10 次为 1 个疗程。

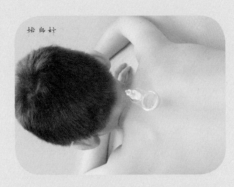

拔身柱

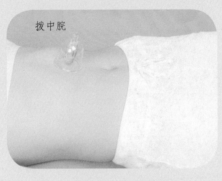

拔中脘

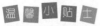

WEN XIN XIAO TIE SHI

合理安排生活起居，保证充足的睡眠时间，经常户外活动，呼吸新鲜空气，多晒太阳，以增强体质。发现体重不增或减轻，食欲减退时，要尽快查明原因，及时加以治疗。凡因肠道寄生虫病或结核病引起的小儿疳积，须及时治疗原发病。

小儿厌食指小儿较长时期食欲减退或消失的一种常见病证。主要的症状有呕吐、食欲不振、腹泻、便秘、腹胀、腹痛和便血等。中医认为，本病的发生系饮食喂养不当，导致脾胃不和，受纳运化失健导致的。在相关穴位上艾灸、刮痧能够健脾和胃、消食化积，如配合捏脊疗法效果更佳。

小儿厌食

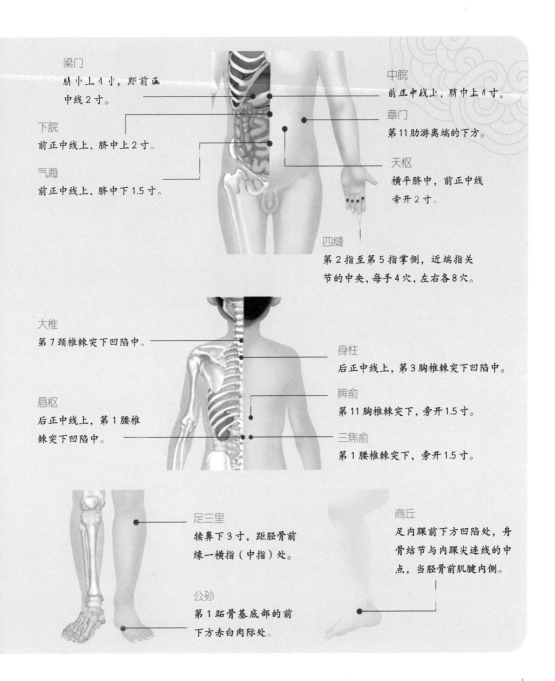

梁门
脐中上4寸，距前正中线2寸。

下脘
前正中线上，脐中上2寸。

气海
前正中线上，脐中下1.5寸。

中脘
前正中线上，脐中上4寸。

章门
第11肋游离端的下方。

天枢
横平脐中，前正中线旁开2寸。

四缝
第2指至第5指掌侧，近端指关节的中央，每手4穴，左右各8穴。

大椎
第7颈椎棘突下凹陷中。

悬枢
后正中线上，第1腰椎棘突下凹陷中。

身柱
后正中线上，第3胸椎棘突下凹陷中。

脾俞
第11胸椎棘突下，旁开1.5寸。

三焦俞
第1腰椎棘突下，旁开1.5寸。

足三里
犊鼻下3寸，距胫骨前缘一横指（中指）处。

公孙
第1跖骨基底部的前下方赤白肉际处。

商丘
足内踝前下方凹陷处，舟骨结节与内踝尖连线的中点，当胫骨前肌腱内侧。

1. 用回旋灸法灸中脘、身柱。将点燃的艾条对准小儿的施灸部位，距离皮肤 1.5 ～ 3 厘米，左右方向平行往复或反复旋转施灸。每日灸 1 次，每次灸 15 分钟，10 天为 1 个疗程。

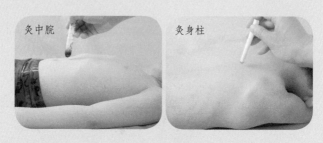

灸中脘　　　　　　　　　灸身柱

2. 用温和灸法灸梁门、四缝、足三里。将点燃的艾条对准小儿的施灸部位，距离皮肤 1.5 ～ 3 厘米处施灸，以使小儿感到施灸处温热、舒适为度。每日灸 1 次，每次灸 15 分钟，10 天为 1 个疗程。

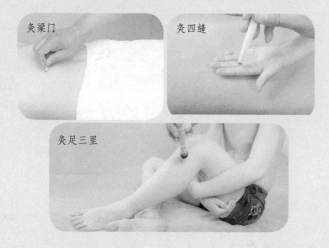

灸梁门　　　　　　　　　灸四缝

灸足三里

3. 食欲减退，恶心呕吐，手足心热，睡眠不安，腹胀或腹泻，加灸下脘、商丘。将点燃的艾条对准小儿的施灸部位，距离皮肤 1.5 ～ 3 厘米处施灸，以使小儿感到施灸处温热、舒适为度。每日灸 1 次，每次灸 15 分钟，10 天为 1 个疗程。

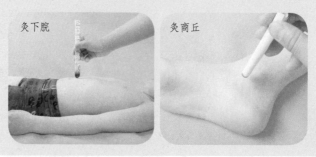

灸下脘　　　　　　　　　灸商丘

刮痧治疗

1. 用面刮法从上向下刮拭背部大椎至悬枢、脾俞至三焦俞。
2. 用面刮法从上向下刮拭腹部中脘至气海、双侧天枢、章门。再用垂直按揉法按揉双手四缝。
3. 用平面按揉法按揉下肢足三里、公孙。

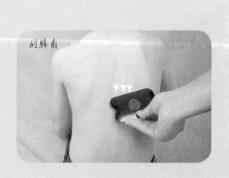

刮脾俞

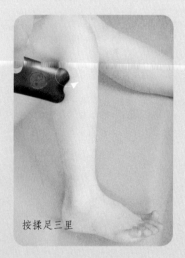

按揉足三里

小儿夜啼

小儿夜啼多见于 3 ~ 6 个月大的婴儿。多在夜间啼哭不止，白天正常，或阵阵啼哭，或通宵达旦，哭后仍能入睡；或伴面赤唇红，或阵发腹痛，或腹胀呕吐，或时而惊恐，声音嘶哑等。一般持续时间，少则数日，多则经月，过则自止。中医认为，小儿夜啼常因脾寒、心热、惊骇、食积而发病。在相关穴位上艾灸、刮痧可温中健脾、清心降火、镇静安神。

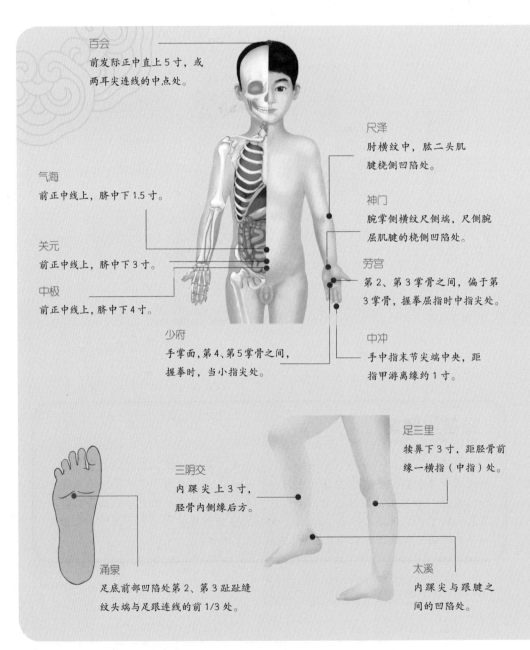

百会
前发际正中直上 5 寸，或两耳尖连线的中点处。

气海
前正中线上，脐中下 1.5 寸。

关元
前正中线上，脐中下 3 寸。

中极
前正中线上，脐中下 4 寸。

尺泽
肘横纹中，肱二头肌腱桡侧凹陷处。

神门
腕掌侧横纹尺侧端，尺侧腕屈肌腱的桡侧凹陷处。

劳宫
第 2、第 3 掌骨之间，偏于第 3 掌骨，握拳屈指时中指尖处。

少府
手掌面，第 4、第 5 掌骨之间，握拳时，当小指尖处。

中冲
手中指末节尖端中央，距指甲游离缘约 1 寸。

三阴交
内踝尖上 3 寸，胫骨内侧缘后方。

足三里
犊鼻下 3 寸，距胫骨前缘一横指（中指）处。

涌泉
足底前部凹陷处第 2、第 3 趾趾缝纹头端与足跟连线的前 1/3 处。

太溪
内踝尖与跟腱之间的凹陷处。

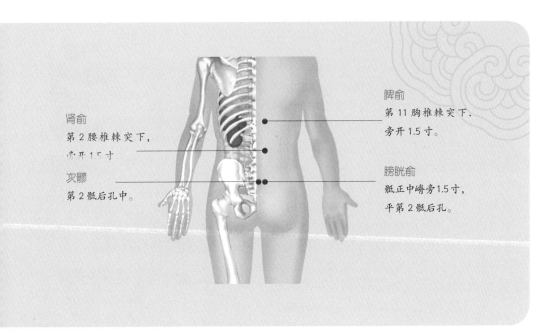

肾俞
第 2 腰椎棘突下，
旁开 1.5 寸

次髎
第 2 骶后孔中。

脾俞
第 11 胸椎棘突下，
旁开 1.5 寸。

膀胱俞
骶正中嵴旁 1.5 寸，
平第 2 骶后孔。

艾灸治疗

1. 用温和灸法灸百会、神阙、中冲、劳宫、涌泉。将点燃的艾条对准小儿的施灸部位，距离皮肤 1.5 ~ 3 厘米处施灸，以使小儿感到施灸处温热、舒适为度。每日灸 1 次，每次灸 5 ~ 10 分钟，灸至皮肤产生红晕为止。

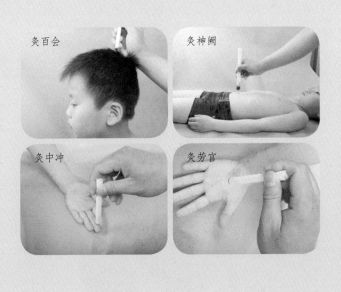

灸百会 　灸神阙
灸中冲 　灸劳宫

2. 面色青白，四肢欠温，喜伏卧，腹部发凉，弯腰蜷腿哭闹，不思饮食，大便溏薄，加灸脾俞、肾俞。将点燃的艾条对准小儿的施灸部位，距离皮肤1.5～3厘米处施灸，以使小儿感到施灸处温热、舒适为度。每日灸1次，每次灸5～10分钟，灸至皮肤产生红晕为止。

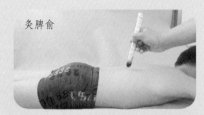
灸脾俞

3. 面赤唇红，烦躁不安，口鼻出气热，夜寐不安，哭声大，眼屎多，加灸少府。将点燃的艾条对准小儿的施灸部位，距离皮肤1.5～3厘米处施灸，以使小儿感到施灸处温热、舒适为度。每日灸1次，每次灸5～10分钟，灸至皮肤产生红晕为止。

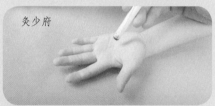
灸少府

4. 夜间啼哭，厌食吐乳，嗳腐泛酸，腹痛胀满，睡卧不安，大便干结，加灸足三里。将点燃的艾条对准小儿的施灸部位，距离皮肤1.5～3厘米处施灸，以使小儿感到施灸处温热、舒适为度。每日灸1次，每次灸5～10分钟，灸至皮肤产生红晕为止。

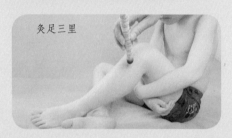
灸足三里

刮痧治疗

1. 用刮痧板角部点揉小儿头顶百会。

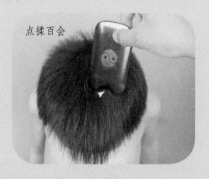
点揉百会

2. 用面刮法从上向下刮拭背部双侧脾俞、肾俞、次髎、膀胱俞。

3. 用面刮法从上向下刮拭腹部气海、关元、中极。

4. 用面刮法从上向下刮拭上肢尺泽、神门。

5. 用面刮法从上向下刮拭下肢足三里、三阴交，再用平面按揉法按揉太溪。

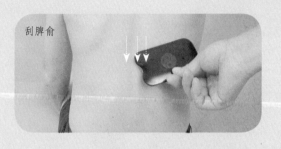

刮脾俞

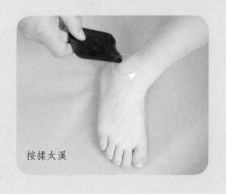

按揉太溪

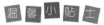
WEN XIN XIAO TIE SHI

　　小儿如果白天睡得过多，夜里就很精神，不愿意再睡，无人理睬就会哭闹不停，出现日夜颠倒。其他原因如小儿饥饿、口渴、冷、热、尿布湿了、衣着不适、周围环境嘈杂也会引起孩子夜啼。生理性夜啼的特点是哭声响亮，哭闹间歇时精神状态和面色均正常，食欲良好，吸吮有力，发育正常，无发热等；只要家长满足了婴儿的需求，或解除了不良刺激后，哭闹即止，孩子便会安然入睡。

小儿遗尿

小儿遗尿，俗称"尿床"，是指 3 岁以上的小儿睡眠中小便自遗、醒后才知的一种病证。中医认为，小儿因先天禀赋不足或素体虚弱导致肾气不足，下元虚冷，不能温养膀胱，膀胱气化功能失调，闭藏失职，不能约制水道，而为遗尿。肺脾气虚时，上虚不能制下，下虚不能上承，致使无权约束水道，则小便自遗，或睡中小便自出。肝经湿热郁结，热郁化火，迫注膀胱而致遗尿。在相关穴位上拔罐、刮痧能够益肾固摄、调理膀胱，对本病效果较好。

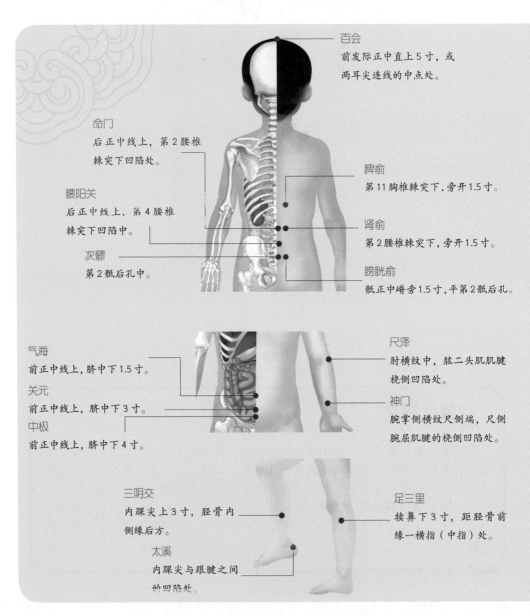

百会
前发际正中直上 5 寸，或两耳尖连线的中点处。

命门
后正中线上，第 2 腰椎棘突下凹陷处。

腰阳关
后正中线上，第 4 腰椎棘突下凹陷中。

次髎
第 2 骶后孔中。

脾俞
第 11 胸椎棘突下，旁开 1.5 寸。

肾俞
第 2 腰椎棘突下，旁开 1.5 寸。

膀胱俞
骶正中嵴旁 1.5 寸，平第 2 骶后孔。

气海
前正中线上，脐中下 1.5 寸。

关元
前正中线上，脐中下 3 寸。

中极
前正中线上，脐中下 4 寸。

尺泽
肘横纹中，肱二头肌肌腱桡侧凹陷处。

神门
腕掌侧横纹尺侧端，尺侧腕屈肌腱的桡侧凹陷处。

三阴交
内踝尖上 3 寸，胫骨内侧缘后方。

太溪
内踝尖与跟腱之间的凹陷处。

足三里
犊鼻下 3 寸，距胫骨前缘一横指（中指）处。

拔罐治疗

　　选择两组穴位，第一组：肾俞、膀胱俞、气海俞，第二组：命门、腰阳关、关元。每次治疗选择 1 组穴位，将罐吸拔在穴位上，留罐 15 分钟。每日或隔日治疗 1 次，待症状减轻后再改为 3 日 1 次。此法适用于病症较重的小儿，症状有精神不振、面色萎黄、尿频且色清等。

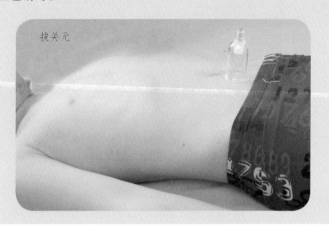

拔关元

刮痧治疗

1. 以刮痧板角部点揉小儿头顶百会。

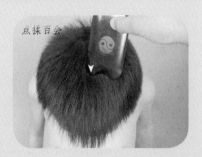

点揉百会

2. 用面刮法从上向下刮拭背部双侧脾俞、肾俞、次髎、膀胱俞。

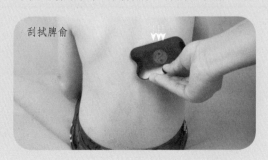

刮拭脾俞

3. 用面刮法从上向下刮拭腹部气海、关元、中极。

4. 用面刮法从上向下刮拭上肢尺泽、神门。

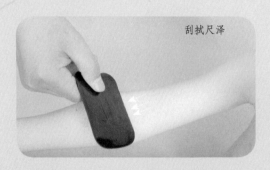
刮拭尺泽

5. 用面刮法从上向下刮拭下肢足三里、三阴交，再用平面按揉法按揉太溪。

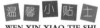
WEN XIN XIAO TIE SHI

应为小儿建立良好的作息制度和卫生习惯，掌握夜间排尿规律，定时唤醒或使用闹钟，使小儿逐渐形成时间性的条件反射，并培养小儿生活自理能力。此外，应提供良好的生活环境，避免不良的环境刺激所造成的遗尿。当小儿面临挫折和意外时，家长应善于疏导，帮助小儿消除心理紧张因素，小儿出现遗尿后，不应责备或体罚，应寻找原因，对症治疗。平时勿使小儿过度疲劳，注意适当加强营养，晚上临睡前不宜过多饮水。